KP9/CP2005 비교

한약 기원 정리집

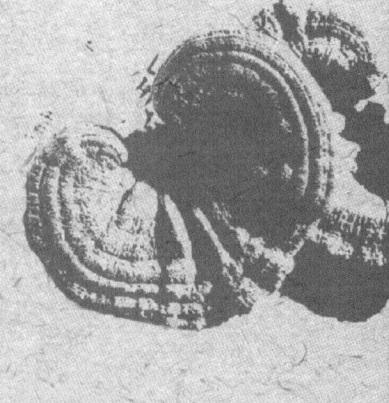

KP9/CP2005 비교

한약 기원 정리집

최고야 엮음

한국학술정보㈜

머리말 |

한약 연구는 모든 측면에서 현대적 의미의 '연구'가 쉽지 않다는 데에 많은 연구자들이 동의하고 있습니다. 그리고 그 가장 근원적인 문제는 한약의 기원이 되는 식물·동물종이 명확하지 않은 데서 비롯됩니다. 한약은 대부분 조선시대 이전의 옛 문헌에 근거하여 쓰이는데, 문헌에 따라 가리키는 기원종이 각각이거나, 옛날의 약재와 지금의 약재가 같지 않거나, 중국의 약재와 우리나라의 약재가 다르거나, 유통과정에서 부정확한 약재가 섞이는 경우가 적지 않기 때문입니다. 예컨대 보음약(補陰藥)으로써의 사삼(沙參)은 갯방풍(북사삼)이나 잔대(남사삼)를 쓰는 것이 옳으나, 《동의보감》에서 사삼을 '더덕'이라 기록한 이래 아직도 많은 사람들이 사삼을 더덕으로 잘못 알고 있습니다.

비록 임상가의 경험에 따라 동명이물(同名異物)이 쓰이는 것을 부정할 수는 없지만(예컨대 《상한론》의 부자는 지금의 초오라는 견해 등), 지금은 한약이 법제도 안에서 관리되고 있으므로 약전 등 공정서에서 정하고 있는 바에 따라 사용하는 것이 마땅합니다. 하지만 현실적으로 사용량의 태반을 수입에 의존하고 있는데다 최대 수입국인 중국의 공정서와 우리나라의 것이 정확히 부합되지 않아, 혼란을 막기 힘듭니다. 따라서 가장 저차원적인 기초로 우리나라와 중국의 한약 공정서를 비교함으로써 법정 기원종을 명확히 확인하는 작업이 필요할 것입니다.

그간 이와 같은 작업은 각처에서 꾸준히 이루어져 왔고, 특히 2005년에는 식품의약품안전청 연구과제 결과물로 6개국 공정서를 비교정리한 《생약관련 공정서 규격 비교연구》(한국보건공정서연구회)가 제출된 바 있습니다. 하지만, 그 내용이 너무 방대하고, 쉽게 구하기 어렵다는 단점이 있습니다. 그래서 2007년말 새로 개정된 《대한약전(제9개정)》 및 《대한약전외한약(생약)규격집》과 《중화인민공화국약전 2005년판》에 수재된 한약(생약)의 기원만 따로 정리하여 이 책을 만들게 되었습니다. 미진한 점이 적지 않으나, 모쪼록 한약 연구에 작은 도움이 되었으면 합니다.

끝으로 미욱한 후학을 너그러이 지도해주신 우석대학교 주영승 교수님께 감사의 말씀을 올립니다.

2008. 1.

일러두기 |

본문

- 약명기준 가나다순으로 엮되, 기원비교의 편의를 위해 일부 약품은 따로 항목을 만들지 않고 다른 약품에 덧붙여 실었음.
- 각 공정서에 기재된 기원 내용을 될 수 있는 한 그대로 실었으며, 한방의료기관에서 잘 사용하지 않는 생약도 모두 실었음(예: 스트로판투스). 단, 혼합처방은 제외하였음(예: 쌍화탕액).
- 'KP'는 《대한약전(제9개정)》(식품의약품안전청 고시 제2007-89호), 'HP'는 《대한약전외한약(생약)규격집》(식품의약품안전청 고시 제2007-90호), 'CP'는 《중화인민공화국약전 2005년판》을 각각 가리킴.
- 'CP'는 중문판을 기준으로 'KP'의 용어와 부합하게 번역하여 싣되, 간체중문은 읽기 쉽게 정자로 바꾸었음.
- 공정서에 기재된 일반명·학명과 한자의 잘못된 되도록 바로잡았으며, 'CP'의 분류체계가 다른 경우는 비교를 위해 그대로 두었음(예: 뇌환).
- '[별]'은 해당 약품의 단순가공품으로 같은 공정서에 따로 수재되어 있는 것임(예: 감초 엑스).
- 기준 약명이 다른 경우는 'KP'나 'HP'를 기준으로 하였으나(예: 경대극→대극), 'CP'의 약명이 대표성을 가지는 경우에는 예외로 하였음(예: 사프란→서홍화).
- 기원종이나 약명이 매우 유사한 경우는, 대표적인 약품의 항목에 덧붙여 실었음(예: 종대황→대황).
- 약품의 수치포제품이 별도로 수재된 경우는, 해당 약품의 항목에 덧붙여 실었음(예: 두충강자→두충).
- 'CP'의 기원종 일반명은 국명이 있는 경우 국명을 우선으로 하고 중국명을 병기하였음(예: 큰절굿대, 藍刺頭).
- 약명이 한자의 표준음과 달리 기재된 경우는, 공정서의 취음을 우선으로 하고 원음을 병기하였음(예: 사세, 사태).
- 공정서에 약명의 이명이 기재된 경우는 기원 설명 뒤에 나열하였음.
- 'KP'의 『황납』과 『꿀』은 첨가제에 해당하지만, 한약의 성격이 강하므로 각각 『봉랍』과 『봉밀』에 덧붙여 실었음.

색인

- 약명 색인은 공정서에 기재된 약명과 이명을 가나다순으로 정리하였음.
- 일반명 색인은 공정서에 기재된 일반명을 가나다순으로 정리하였음(중문명 포함).
- 학명 색인과 생약명 색인은 동식물을 구분하지 않고 ABC순으로 정리하였음.
- 과별 색인은 식물성, 동물성 및 광물성으로 나누었으며, 과명과 일반명을 기준으로 하여 가나다순으로 정리하였고, 광물성 약품은 광물분류의 대분류를 기준으로 하였음(화석류 제외).

엮은이 | 최고야

- 우석대학교 대학원 한의학과 한의학석사(본초학전공)
- 현, 한국한의학연구원 한약자원연구부 연구원

목차 |

가자(訶子)

KP) Terminaliae Fructus | 가자(訶子) *Terminalia chebula* Retz. 또는 융모가자(絨毛訶子) *Terminalia chebula* Retz. var. *tomentella* Kurt. (사군자과 Combretaceae)의 잘 익은 열매.

CP) Fructus Chebulae | 가자(訶子) *Terminalia chebula* Retz. 또는 융모가자(絨毛訶子) *Terminalia chebula* Retz. var. *tomentella* Kurt. (사군자과 使君子科)의 잘 익은 열매를 말린 것.

모가자(毛訶子) Fructus Terminaliae Billericae | 비여륵(毗黎勒) *Terminalia billerica* (Gaertn.) Roxb. (사군자과 使君子科)의 잘 익은 열매를 말린 것.

갈근(葛根)

KP) Puerariae Radix | 칡 *Pueraria lobata* Ohwi (콩과 Leguminosae)의 뿌리로서 그대로 또는 주피를 제거한 것.

CP) Radix Puerariae Lobatae | 칡(野葛) *Pueraria lobata* (Willd.) Ohwi (콩과 豆科)의 뿌리를 말린 것.

분갈(粉葛) Radix Puerariae Thomsonii | 감갈등(甘葛藤) *Pueraria thomsonii* Benth. (콩과 豆科)의 뿌리를 말린 것.

갈화(葛花)

HP) Puerariae Flos | 칡 *Pueraria lobata* Ohwi (콩과 Leguminosae)의 꽃봉오리. 갈조화(葛條花)

감국(甘菊)

HP) Chrysanthemi Flos | 감국 *Chrysanthemum indicum* L. 또는 국화 *Chrysanthemum morifolium* Ramat. (국화과 Compositae)의 꽃. 국화(菊花)

CP) 국화(菊花) Flos Chrysanthemi | 국화(菊) *Chrysanthemum morifolium* Ramat. (국화과 菊科)의 두상화서를 말린 것.

야국화(野菊花) Flos Chrysanthemi Indici | 감국(野菊) *Chrysanthemum indicum* L. (국화과 菊科)의 두상화서를 말린 것.

감송향(甘松香)

HP) Nardostachyos Rhizoma | 감송(甘松) *Nardostachys chinensis* Bat. 또는 시엽감송(匙葉甘松) *Nardostachys jatamansi* DC. (마타리과 Valerianaceae)의 뿌리줄기 및 뿌리. 감송(甘松)

CP) 감송(甘松) Radix et Rhizoma Nardostachyos | 감송(甘松) *Nardostachys chinensis* Bat. 또는 시엽감송(匙葉甘松) *Nardostachys jatamansi* DC. (마타리과 敗醬科)의 뿌리 및 뿌리줄기를 말린 것.

감수(甘遂)

HP) Euphorbiae Kansui Radix | 감수(甘遂) *Euphorbia kansui* Liou ex Wang (대극과 Euphorbiaceae)의 코르크층을 벗긴 덩이뿌리. 감택(甘澤)

CP) Radix Kansui | 감수(甘遂) *Euphorbia kansui* T. N. Liou ex T. P. Wang (대극과 大戟科)의 덩이뿌리를 말린 것.

감초(甘草)

KP) Glycyrrhizae Radix et Rhizoma | 감초 *Glycyrrhiza uralensis* Fisch., 광과감초(光果甘草) *Glycyrrhiza glabra* L. 또는 창과감초(脹果甘草) *Glycyrrhiza inflata* Bat. (콩과 Leguminosae)의 뿌리 및 뿌리줄기로서 그대로 또는 주피를 제거한 것. [별] 감초 엑스, 감초 조엑스(감초고甘草羔)

CP) Radix et Rhizoma Glycyrrhizae | 감초(甘草) *Glycyrrhiza uralensis* Fisch., 창과감초(脹果甘草) *Glysyrrhiza inflata* Bat. 또는 광과감초(光果甘草) *Glycyrrhiza glabra* L. (콩과 豆科)의 뿌리 및 뿌리줄기를 말린 것.

HP) 감초밀자(甘草蜜炙) Glycyrrhizae Radix Preparata cum Mel | 감초를 포제법의 밀자법(蜜炙法)에 따라 가공한 것.

감초초(甘草炒) Glycyrrhizae Radix Preparata | 감초를 포제법의 청초법(淸炒法)에 따라 가공한 것. 초감초(炒甘草)

CP) 자감초(炙甘草) Radix et Rhizoma Glycyrrhizae Praeparata cum Melle | 감초(甘草)를 포제가공한 것.

강향(降香)

HP) Dalbergiae Odoriferae Lignum | 강향단(降香檀) *Dalbergia odorifera* T. Chen (콩과 Leguminosae)의 변재(邊材)를 제거한 뿌리의 심재(心材). 강진향(降眞香)

CP) Lignum Dalbergiae Odoriferae | 강향단(降香檀) *Dalbergia odorifera* T. Chen (콩과 豆科)의 줄기와 뿌리의 심재를 말린 것.

강활(羌活)

KP) Osterici Radix | 강활 *Ostericum koreanum* Maxim. (산형과 Umbelliferae)의 뿌리 또는 중국강활(中國羌活) *Notopterygium incisum* Ting 혹은 관엽강활(寬葉羌活) *Notopterygium forbesii* Boiss. (산형과 Umbelliferae)의 뿌리줄기 및 뿌리.

CP) Rhizoma et Radix Notopterygii | 강활(羌活) *Notopterygium incisum* Ting ex H. T. Chang 또는 관엽강활(寬葉羌活) *Notopterygium forbesii* Boiss. (산형과 傘形科)의 뿌리줄기 및 뿌리를 말린 것.

강황(薑黃)

KP) Curcumae Longae Rhizoma | 강황(薑黃) *Curcuma longa* L. (생강과 Zingiberaceae)의 뿌리줄기로서 속이 익을 때까지 삶거나 쪄서 말린 것.

CP) Rhizoma Curcumae Longae | 강황(薑黃) *Curcuma longa* L. (생강과 薑科)의 뿌리줄기를 말린 것.

편강황(片薑黃) Rhizoma Wenyujin Concisum | 온울금(溫鬱金) *Curcuma wenyujin* Y. H. Chen et C. Ling (생강과 薑科)의 뿌리줄기를 건조한 것.

개자(芥子)

HP) Brassicae Semen | 겨자 *Brassica juncea* Czern. et Coss. (십자화과 Cruciferae)의 건조한 성숙종자.

CP) Semen Sinapis | 백개(白芥) *Sinapis alba* L. 또는 겨자(芥) *Brassica juncea* (L.) Czern. et Coss. (십자화과 十字花科)의 잘 익은 씨를 말린 것.

갱미(粳米)

HP) Oryzae Semen | 벼 *Oryza sativa* L. (벼과 Gramineae)의 외과피를 벗긴 씨. 경미(硬米)

건강(乾薑)

KP) Zingiberis Rhizoma | 생강 *Zingiber officinale* Rosc. (생강과 Zingiberaceae)의 뿌리줄기를 말린 것.

CP) Rhizoma Zingiberis | 생강(薑) *Zingiber officinale* Rosc. (생강과 薑科)의 뿌리줄기를 말린 것.

HP) 건강초탄(乾薑炒炭) Zingiberis Rhizoma Carbonisatum | 건강을 포제법의 초탄법(炒炭法)에 따라 가공한 것. 건강탄(乾薑炭)

CP) 포강(炮薑) Rhizoma Zingiberis Praeparatum | 건강(乾薑)을 포제가공한 것.

건율(乾栗)

HP) Castaneae Semen | 밤나무 *Castanea crenata* Sieb. et Zucc. (참나무과 Fagaceae)의 종피를 벗긴 씨. 율자(栗子)

건칠(乾漆)

HP) Lacca Sinica Exsiccata | 옻나무 *Rhus verniciflua* Stokes (옻나무과 Anacardiaceae)의 줄기에 상처를 입혀 흘러나온 수액(樹液)이 자연건조된 덩어리. 칠(漆)

CP) Resina Toxicodendri | 칠수(漆樹) *Toxicodendron vernicifluum* (Stokes) F. A. Barkl. (옻나무과 漆樹科)의 수지를 가공하여 말린 것.

검인(芡仁)

KP) Euryales Semen | 가시연꽃 *Euryale ferox* Salisb. (수련과 Nymphaeaceae)의 잘 익은 씨.

CP) 검실(芡實) Semen Euryales | 가시연꽃(芡) *Euryale ferox* Salisb. (수련과 睡蓮科)의 잘 익은 씨를 말린 것.

겐티아나

KP) Gentianae Luteae Radix et Rhizoma | *Gentiana lutea* L. (용담과 Gentianaceae)의 뿌리 및 뿌리줄기.

견우자(牽牛子)

KP) Pharbitidis Semen | 나팔꽃 *Pharbitis nil* Choisy 또는 둥근잎나팔꽃 *Pharbitis purpurea* Voigt (메꽃과 Convolvulaceae)의 잘 익은 씨. 흑축(黑丑)

CP) Semen Pharbitidis | 나팔꽃(裂葉牽牛) *Pharbitis nil* (L.) Choisy 또는 둥근잎나팔꽃(圓葉牽牛) *Pharbitis purpurea* (L.) Voigt (메꽃과 旋花科)의 잘 익은 씨를 말린 것.

결명자(決明子)

KP) Cassiae Semen | 결명차 *Cassia tora* L. 또는 결명(決明) *Cassia obtusifolia* L. (콩과 Leguminosae)의 잘 익은 씨.

CP) Semen Cassiae | 결명(決明) *Cassia obtusifolia* L. 또는 결명차(小決明) *Cassia tora* L. (콩과 豆科)의 잘 익은 씨를 말린 것.

경마자(苘麻子)

CP) Semen Abutili | 어저귀(苘麻) *Abutilon theophrastii* Medic. (아욱과 錦葵科)의 잘 익은 씨를 말린 것.

경분(輕粉)

HP) Calomelas | 할로겐화광물 감홍군 감홍으로 승화법으로 연재하여 얻은 염화제일수은(Hg_2Cl_2). 감홍(甘汞)

CP) Calomelas | 염화제일수은(Hg_2Cl_2).

경천(景天)

HP) Sedi Herba | 꿩의비름 *Sedum erythrostichum* Miq. 또는 기타 동속식물 (돌나물과 Crassulaceae)의 지상부. 계화(戒火)

계골초(鷄骨草)

CP) Herba Abri | 광주상사자(廣州相思子) *Abrus cantoniensis* Hance (콩과 豆科)의 전초를 말린 것.

계관화(鷄冠花)

CP) Flos Celosiae Cristatae | 맨드라미(鷄冠花) *Celosia cristata* L. (비름과 莧科)의 화서를 말린 것.

계내금(鷄內金)

HP) Galli Stomachichum Corium | 닭 *Gallus domesticus* Brisson (꿩과 Phasianidae)의 모래주머니의 내막(內膜). 계순피(鷄肫皮)

CP) Endothelium Corneum Gigeriae Galli | 닭(家鷄) *Gallus gallus domesticus* Brisson (꿩과 雉科)의 모래주머니 내벽을 말린 것.

계지(桂枝)

HP) Cinnamomi Ramulus | 육계(肉桂) *Cinnamomum cassia* Bl. 또는 기타 동속 근연식물 (녹나무과 Lauraceae)의 어린 가지. 유계(柳桂)

CP) Ramulus Cinnamomi | 육계(肉桂) *Cinnamomum cassia* Presl (녹나무과 樟科)의 여린 가지를 말린 것.

계혈등(鷄血藤)

HP) Spatholobi Caulis | 밀화두(密花豆) *Spatholobus suberectus* Dunn (콩과 Leguminosae)의 덩굴줄기. 혈풍등(血風藤)

CP) Caulis Spatholobi | 밀화두(密花豆) *Spatholobus suberectus* Dunn (콩과 豆科)의 덩굴줄기를 말린 것.

고량강(高良薑)

KP) Alpiniae Officinari Rhizoma | 고량강(高良薑) *Alpinia officinarum* Hance (생강과 Zingiberaceae)의 뿌리줄기.

CP) Rhizoma Alpiniae Officinarum | 고량강(高良薑) *Alpinia officinarum* Hance (생강과 薑科)의 뿌리줄기를 말린 것.

고련피(苦楝皮)

HP) Meliae Cortex | 멀구슬나무 *Melia azedarach* L. var. *japonica* Makino (멀구슬나무과 Meliaceae)의 수피 또는 근피. 고련근피(苦楝根皮)

CP) Cortex Meliae | 천련(川楝) *Melia toosendan* Sieb. et Zucc. 또는 멀구슬나무(楝) *Melia azedarach* L. (멀구슬나무과 楝科)의 수피 및 뿌리껍질을 말린 것.

고목(苦木)

KP) Picrasmae Lignum | 소태나무 *Picrasma quassioides* Benn. (소태나무과 Simaroubaceae)의 심재.

CP) Ramulus et Folium Picrasmae | 소태나무(苦木) *Picrasma quassioides* (D. Don) Benn. (소태나무과 苦木科)의 가지와 잎을 말린 것.

고본(藁本)

HP) Angelicae Tenuissimae Radix | 고본 *Angelica tenuissima* Nakai (=*Ligusticum tenuissimum* Kitag.), 중국고본(中國藁本) *Ligusticum sinense* Oliv. 또는 요고본(遼藁本) *Ligusticum jeholense* Nakai et Kitag. (산형과 Umbelliferae)의 뿌리줄기 및 뿌리. 고발(藁茇)

CP) Rhizoma et Radix Ligustici | 중국고본(藁本) *Ligusticum sinense* Oliv. 또는 요고본(遼藁本) *Ligusticum jeholense* Nakai et Kitag. (산형과 傘形科)의 뿌리줄기와 뿌리를 말린 것.

고삼(苦參)

KP) Sophorae Radix | 고삼 *Sophora flavescens* Soland. ex Ait. (콩과 Leguminosae)의 뿌리로서 그대로 또는 주피를 제거한 것.

CP) Radix Sophorae Flavescentis | 고삼(苦參) *Sophora flavescens* Ait. (콩과 豆科)의 뿌리를 말린 것.

고지정(苦地丁)

CP) Herba Corydalis Bungeanae | 줄현호색(紫堇) *Corydalis bungeana* Turcz. (양귀비과 罌粟科)의 전초를 말린 것.

고추(고초 苦椒)

KP) Capsici Fructus | 고추 *Capsicum annuum* L. 또는 그 변종 (가지과 Solanaceae)의 열매. [별] 고추 틴크

곡기생(槲寄生)

HP) Visci Herba | 겨우살이 *Viscum album* L. var. *coloratum* Ohwi (겨우살이과 Loranthaceae)의 잎, 줄기, 가지.

CP) Herba Visci | 곡기생(槲寄生) *Viscum coloratum* (Komar.) Nakai (겨우살이과 桑寄生科)의 잎이 달린 줄기와 가지를 말린 것.

곡아(穀芽)

HP) Oryzae Fructus Germinatus | 벼 *Oryza sativa* L. (벼과 Gramineae)의 성숙한 열매를 가공하여 싹내어 말린 것. 도아(稻芽)

CP) Fructus Setariae Germinatus | 조(粟) *Setaria italica* (L.) Beauv. (벼과 禾本科)의 잘 익은 열매를 발아시켜 말린 것.

　도아(稻芽) Fructus Oryzae Germinatus | 벼(稻) *Oryza sativa* L. (벼과 禾本科)의 잘 익은 열매를 발아시켜 말린 것.

곡정초(穀精草)

HP) Eriocauli Herba | 곡정초 *Eriocaulon sieboldianum* Sieb. et Zucc. 또는 중국곡정초(穀精草) *Eriocaulon buergerianum* Koern. (곡정초과 Eriocaulaceae)의 꽃대가 붙어 있는 두상화서.

CP) Flos Eriocauli | 중국곡정초(穀精草) *Eriocaulon buergerianum* Koern. (곡정초과 穀精草科)의 화경이 달린 두상화서를 말린 것.

곤포(昆布)

HP) Laminariae Japonicae Thallus | 다시마 *Laminaria japonica* Aresch. (다시마과 Laminariaceae)의 엽상체.

CP) Thallus Laminariae, Thallus Eckloniae | 다시마(海帶) *Laminaria japonica* Aresch. (다시마과 海帶科) 또는 곤포(昆布) *Ecklonia kurome* Okam. (미역과 翅藻科)의 엽상체를 말린 것.

골담초근(骨膽草根)

HP) Caraganae Radix | 골담초 *Caragana sinica* (Buchoz) Rehd. 또는 기타 동속 근연식물 (콩과 Leguminosae)의 뿌리. 금작근(金雀根)

골쇄보(骨碎補)

KP) Drynariae Rhizoma | 곡궐(槲蕨) *Drynaria fortunei* J. Sm. (고란초과 Polypodiaceae)의 뿌리줄기로서 그대로 또는 비늘조각을 태워 제거한 것.

CP) Rhizoma Drynariae | 곡궐(槲蕨) *Drynaria fortunei* (Kunze) J. Sm. (고란초과 水龍骨科)의 뿌리줄기를 말린 것.

공로목(功勞木)

CP) Caulis Mahoniae | 활엽십대공로(闊葉十大功勞) *Mahonia bealei* (Fort.) Carr. 또는 세엽십대공로(細葉十大功勞) *Mahonia gortunei* (Lindl.) Fedde (매자나무과 小檗科)의 줄기를 말린 것.

과루(瓜蔞)

CP) Fructus Trichosanthis | 하늘타리(栝樓) *Trichosanthes kirilowii* Maxim. 또는 쌍변괄루(雙邊栝樓) *Trichosanthes rosthornii* Harms (박과 葫蘆科)의 잘 익은 열매를 말린 것.

과루피(瓜蔞皮)

CP) Pericarpium Trichosanthis | 하늘타리(栝樓) *Trichosanthes kirilowii* Maxim. 또는 쌍변괄루(雙邊栝樓) *Trichosanthes rosthornii* Harms (박과 葫蘆科)의 잘 익은 열매의 껍질을 말린 것.

과체(瓜蔕)

HP) Melonis Pedicellus | 참외 *Cucumis melo* L. 또는 그 재배변종 (박과 Cucurbitaceae)의 덜 익은 열매꼭지. 과체(果蔕)

곽향(藿香)

HP) Agastachis Herba | 배초향 *Agastache rugosa* (Fisch. et Meyer) O. Kuntze (꿀풀과 Labiatae)의 지상부. 토곽향(土藿香), 배초향(排草香)

KP) 광곽향(廣藿香) Pogostemonis Herba | 광곽향(廣藿香) *Pogostemon cablin* Benth. (꿀풀과 Labiatae)의 지상부.

CP) 광곽향(廣藿香) Herba Pogostemonis | 광곽향(廣藿香) *Pogostemon cablin* (Blanco) Benth. (꿀풀과 屑形科)의 지상부를 말린 것.

관동화(款冬花)

KP) Farfarae Flos | 관동(款冬) *Tussilago farfara* L. (국화과 Compositae)의 꽃봉오리.

CP) Flos Farfarae | 관동(款冬) *Tussilago farfara* L. (국화과 菊科)의 꽃봉오리를 말린 것.

관엽금사도(寬葉金絲桃)

CP) Herba Hyperici Perforati | 서양고추나물(寬葉金絲桃) *Hypericum perforatum* L. (등황나무과 藤黃科)의 지상부를 말린 것.

관중(貫衆)

HP) Crassirhizomae Rhizoma | 관중 *Dryopteris crassirhizoma* Nakai (면마과 Aspidiaceae)의 뿌리줄기와 잎의 잔기. 면마(綿馬)

CP) 면마관중(綿馬貫衆) Rhizoma Dryopteridis Crassirhizomatis | 관중(粗莖鱗毛蕨) *Dryopteris crassirhizoma* Nakai (면마과 鱗毛蕨科)의 뿌리줄기와 엽병의 잔기(殘基)를 말린 것.
면마관중탄(綿馬貫衆炭) Rhizoma Dryopteridis Crassirhizomatis Carbonisatum | 면마관중(綿馬貫衆)을 포제가공한 것.

괄루근(栝樓根)

KP) Trichosanthis Radix | 하늘타리 *Trichosanthes kirilowii* Maxim. 또는 쌍변괄루(雙邊栝樓) *Trichosanthes rosthornii* Harms (박과 Cucurbitaceae)의 뿌리로서 피층을 제거한 것. 천화분(天花粉)

CP) 천화분(天花粉) Radix Trichosanthis | 하늘타리(栝樓) *Trichosanthes kirilowii* Maxim. 또는 쌍변괄루(雙邊栝樓) *Trichosanthes rosthornii* Harms (박과 葫蘆科)의 뿌리를 말린 것.

괄루인(栝樓仁)

KP) Trichosanthis Semen | 하늘타리 *Trichosanthes kirilowii* Maxim. 또는 쌍변괄루(雙邊栝樓) *Trichosanthes rosthornii* Harms (박과 Cucurbitaceae)의 잘 익은 씨. 과루자

CP) 과루자(瓜蔞子) Semen Trichosanthis | 하늘타리(栝樓) *Trichosanthes kirilowii* Maxim. 또는 쌍변괄루(雙邊栝樓) *Trichosanthes rosthornii* Harms (박과 葫蘆科)의 잘 익은 씨를 말린 것.
초과루자(炒瓜蔞子) Semen Trichosanthis Tostum | 과루자(瓜蔞子)를 포제가공한 것.

광조(廣棗)

CP) Fructus Choerospondiatis | 남산조(南酸棗) *Choerospondias axillaria* (Roxb.) Burtt et Hill (옻나무과 漆樹科)의 익은 열매를 말린 것.

괴각(槐角)

HP) Sophorae Fructus | 회화나무 *Sophora japonica* L. (콩과 Leguminosae)의 잘 익은 열매. 괴실(槐實)

CP) Fructus Sophorae | 회화나무(槐) *Sophora japonica* L. (콩과 豆科)의 잘 익은 열매를 말린 것.

괴화(槐花)

KP) Sophorae Flos | 회화나무 *Sophora japonica* L. (콩과 Leguminosae)의 꽃봉오리와 꽃. 전자를 괴미(槐米)라 하고 후자를 괴화라고 함.

CP) Flos Sophorae | 회화나무(槐) *Sophora japonica* L. (콩과 豆科)의 꽃이나 꽃봉오리를 말린 것.

교이(膠飴)

HP) Saccharum Granorum | 전분을 맥아즙으로 당화시켜 농축한 것으로 정량할 때 맥아당($C_{12}H_{22}O_{11}H_2O$: 360.32)으로서 50.0~62.0%를 함유. 이당(飴糖)

구골엽(枸骨葉)

CP) Folium Ilicis Cornutae | 호랑가시나무(枸骨) *Ilex cornuta* Lindl. ex Paxt. (감탕나무과 冬青科)의 잎을 말린 것.

구기자(枸杞子)

KP) Lycii Fructus | 구기자나무 *Lycium chinense* Mill. 또는 영하구기(寧夏枸杞) *Lycium barbarum* L. (가지과 Solanaceae)의 열매.

CP) Fructus Lycii | 영하구기(寧夏枸杞) *Lycium barbarum* L. (가지과 茄科)의 잘 익은 열매를 말린 것.

구리향(九里香)

CP) Folium et Cacumen Murrayae | 구리향(九里香) *Murraya exotica* L. 이나 천리향(千里香) *Murraya paniculata* (L.) Jack (운향과 芸香科)의 잎 또는 잎이 달린 여린 가지를 말린 것.

구맥(瞿麥)

HP) Dianthi Herba | 패랭이꽃 *Dianthus chinensis* L. 또는 술패랭이꽃 *Dianthus superbus* L. (석죽과 Caryophyllaceae)의 지상부. 거구맥(巨句麥)

CP) Herba Dianthi | 술패랭이꽃(瞿麥) *Dianthus superbus* L. 또는 패랭이꽃(石竹) *Dianthus chinensis* L. (석죽과 石竹科)의 지상부를 말린 것.

구자(韭子)

HP) Alli Tuberosi Semen | 부추 *Allium tuberosum* Rottl. (백합과 Liliaceae)의 씨. 가구자(家韭子)

CP) 구채자(韭菜子) Semen Allii Tuberosi | 부추(韭菜) *Allium tuberosum* Rottl. (백합과 百合科)의 잘 익은 씨를 말린 것.

구절초(九折草)

HP) Chrysanthemi Zawadskii Herba | 구절초 *Chrysanthemum zawadskii* Herbich var. *latilobum* (Maxim.) Kitamura 또는 기타 동속 근연식물 (국화과 Compositae)의 전초.

구척(狗脊)

KP) Cibotii Rhizoma | 금모구척(金毛狗脊) *Cibotium barometz* J. Sm. (구척과 Dicksoniaceae)의 뿌리줄기.

CP) Rhizoma Cibotii | 금모구척(金毛狗脊) *Cibotium barometz* (L.) J. Sm. (구척과 蚌殼蕨科)의 뿌리줄기를 말린 것.

구향충(九香蟲)

CP) Aspongopus | 구향충(九香蟲) *Aspongopus chinensis* Dallas (노린재과 蝽科)을 말린 것.

국거(菊苣)

CP) Herba Cichorii, Radix Chichorii | 모국거(毛菊苣) *Cichorium glandulosum* Boiss. et Huet 또는 국거(菊苣) *Cichorium intybus* L. (국화과 菊科)의 지상부 또는 뿌리를 말린 것.

권백(卷柏)

HP) Selaginellae Herba | 부처손 *Selaginella tamariscina* Spring 또는 점상권백(墊狀卷柏) *Selaginella pulvinata* (Hook. et Grev.) Maxim. (부처손과 Selaginellaceae)의 전초.

CP) Herba Selaginellae | 부처손(卷柏) *Selaginella tamariscina* (Beauv.) Spring 또는 점상권백(墊狀卷柏) *Selaginella pulvinata* (Hook. et Grev.) Maxim. (부처손과 卷柏科)의 전초를 말린 것.

권삼(拳參)

HP) Bistortae Rhizoma | 범꼬리 *Bistorta manshuriensis* Kom. (여뀌과 Polygonaceae)의 뿌리줄기. 자삼(紫參)

CP) Rhizoma Bistortae | 권삼(拳參) *Polygonum bistorta* L. (여뀌과 蓼科)의 뿌리줄기를 말린 것.

귀전우(鬼箭羽)

HP) Euonymi Lignum Suberalatum | 화살나무 *Euonymus alatus* Sieb. (노박덩굴과 Celastraceae)의 줄기에 생긴 날개 모양의 코르크. 위모(衛矛), 귀전(鬼箭)

귀판(龜板)

HP) Testudinis Plastrum | 남생이 *Chinemys reevesii* Gray (남생이과 Emydidae)의 복갑(腹甲) 또는 배갑. 귀갑(龜甲), 구판

CP) 귀갑(龜甲) Carapax et Plastrum Testudinis | 남생이(烏龜) *Chinemys reevesii* (Gray) (남생이과 龜科)의 배갑 및 복갑.
  귀갑교(龜甲膠) Colla Carapax et Plastrum Testudinis | 귀갑(龜甲)을 물로 달여 농축한 아교질 덩어리.

귤핵(橘核)

HP) Citri Unshiu Semen | 귤나무 *Citrus unshiu* Marcorvich 또는 기타 동속식물 (운향과 Rutaceae)의 씨. 귤자인(橘子仁), 귤인(橘仁)

CP) Semen Citri Reticulatae | 귤(橘) *Citrus reticulata* Blanco 및 그 재배변종 (운향과 芸香科)의 잘 익은 씨를 말린 것.

금과람(金果欖)

CP) Radix Tinosporae | 청우담(靑牛膽) *Tinospora sagittata* (Oliv.) Gagnep. 또는 금과람(金果欖) *Tinospora capillipes* Gagnep. (새모래덩굴과 防己科)의 덩이뿌리를 말린 것.

금교맥(金蕎麥)

CP) Rhizoma Fagopyri Dibotryis | 금교맥(金蕎麥) *Fagopyrum dibotrys* (D. Don) Hara (여뀌과 蓼科)의 뿌리줄기를 말린 것.

금등롱(錦燈籠)

CP) Calyx seu Fructus Physalis | 꽈리(酸漿) *Physalis alkekengi* L. var. *franchetii* (Mast.) Makino (가지과 茄科)의 늦은꽃받침이나 과실이 달린 늦은꽃받침을 말린 것.

금박(金箔)

HP) Aurum | 원소광물 금군 자연금을 압착하여 만든 박편. 정량할 때 금(Au : 196.97) 99.0% 이상을 함유. 금박지(金箔紙)

금앵자(金櫻子)

KP) Rosae Laevigatae Fructus | 금앵자(金櫻子) *Rosa laevigata* Michx. (장미과 Rosaceae)의 잘 익은 열매.

CP) Fructus Rosae Laevigatae | 금앵자(金櫻子) *Rosa laevigata* Michx. (장미과 薔薇科)의 잘 익은 열매를 말린 것.

금은화(金銀花)

KP) Lonicerae Flos | 인동덩굴 *Lonicera japonica* Thunb. (인동과 Caprifoliaceae)의 꽃봉오리 또는 막 피기 시작한 꽃.

CP) Flos Lonicerae Japonicae | 인동덩굴(忍冬) *Lonicera japonica* Thunb. (인동과 忍冬科)의 꽃봉오리 또는 개화 초기의 꽃을 말린 것.
산은화(山銀花) Flos Lonicerae | 회전모인동(灰氈毛忍冬) *Lonicera macranthoides* Hand.-Mazz., 홍선인동(紅腺忍冬) *Lonicera hypoglauca* Miq. 또는 화남인동(華南忍冬) *Lonicera confusa* DC. (인동과 忍冬科)의 꽃봉오리나 막 피어나려는 꽃을 말린 것.

금전초(金錢草)

HP) Lysimachiae Herba | 과로황(過路黃) *Lysimachia christinae* Hance (앵초과 Primulaceae)의 전초.

CP) Herba Lysimachiae | 과로황(過路黃) *Lysimachia christinae* Hance (앵초과 報春花科)의 전초를 말린 것.
광금전초(廣金錢草) Herba Desmodii Styracifolii | 광금전초(廣金錢草) *Desmodium styracifolium* (Osb.) Merr. (콩과 豆科)의 지상부를 말린 것.

급성자(急性子)

HP) Impatientis Semen | 봉선화 *Impatiens balsamina* L. (봉선화과 Balsaminaceae)의 씨. 봉선자(鳳仙子)

CP) Semen Impatientis | 봉선화(鳳仙花) *Impatiens balsamina* L. (봉선화과 鳳仙花科)의 잘 익은 씨를 말린 것.

길경(桔梗)

KP) Platycodonis Radix | 도라지 *Platycodon grandiflorum* A. DC. (초롱꽃과 Campanulaceae)의 뿌리로서 그대로 또는 주피를 제거한 것. 길경근(桔梗根) [별] 길경 유동엑스

CP) Radix Platycodonis | 도라지(桔梗) *Platycodon grandiflorum* (Jacq.) A. DC. (초롱꽃과 桔梗科)의 뿌리를 말린 것.

길초근(吉草根)

KP) Valerianae Radix et Rhizoma | 쥐오줌풀 *Valeriana fauriei* Briq. 또는 기타 동속 근연식물 (마타리과 Valerianaceae)의 뿌리 및 뿌리줄기.

나도근(糯稻根)

HP) Oryzae Radix | 찰벼 *Oryza sativa* L. var. *glutinosa* Matsumura (벼과 Gramineae)의 뿌리줄기와 뿌리. 나도근수(糯稻根鬚)

나포마엽(羅布麻葉)

CP) Folium Apocyni Veneti | 나포마(羅布麻) *Apocynum venetum* L. (협죽도과 夾竹桃科)의 잎을 말린 것.

나한과(羅漢果)

CP) Fructus Momordicae | 나한과(羅漢果) *Momordica grosvenri* Swingle (박과 葫蘆科)의 열매를 말린 것.

낙석등(絡石藤)

HP) Trachelospermi Caulis | 낙석(絡石) *Trachelospermum jasminoides* (Lindl.) Lem. (협죽도과 Apocynaceae)의 잎이 붙은 덩굴줄기. 낙석(絡石)

CP) Caulis Trachelospermi | 낙석(絡石) *Trachelospermum jasminoides* (Lindl.) Lem. (협죽도과 夾竹桃科)의 잎이 달린 덩굴줄기를 말린 것.

낭독(狼毒)

HP) Euphorbiae Fischerianae Radix | 낭독 *Euphorbia fischeriana* Steudel 또는 동속근연식물 (대극과 Euphorbiaceae)의 뿌리. 낭독대극(狼毒大戟)

내복자(萊菔子)

KP) Raphani Semen | 무 *Raphanus sativus* L. (십자화과 Cruciferae)의 잘 익은 씨.

CP) Semen Raphani | 무(蘿蔔) *Raphanus sativus* L. (십자화과 十字花科)의 잘 익은 씨를 말린 것.

냉초(冷草)

HP) Veronicastri Rhizoma | 냉초 *Veronicastrum sibiricum* (L.) Pennell 또는 털냉초 *Veronicastrum sibiricum* (L.) Pennell var. *zuccarini* Hara (현삼과 Scrophulariaceae)의 뿌리줄기와 뿌리. 참룡검(斬龍劍)

노감석(爐甘石)

HP) Galamina | 탄산염광물 방해석군 능아연석(菱亞鉛石)이나 수아연석(水亞鉛石)으로 된 단일 광물의 집합체 또는 능아연석(菱亞鉛石)이 위주인 다광물의 집합체. 감석(甘石)

CP) Galamina | 탄산염류(碳酸鹽類) 광물인 방해석족(方解石族) 능자광(菱鋅鑛)으로, 주로 탄산아연(ZnCO$_3$).

노근(蘆根)

HP) Phragmitis Rhizoma | 갈대 *Phragmites communis* Trin. (벼과 Gramineae)의 뿌리줄기. 노모근(蘆茅根)

CP) Rhizoma Phragmitis | 갈대(蘆葦) *Phragmites communis* Trin. (벼과 禾本科)의 신선한 뿌리줄기 또는 그것을 말린 것.

노로통(路路通)

HP) Liquidambaris Fructus | 풍향수(楓香樹) *Liquidambar formosana* Hance (조록나무과 Hamamelidaceae)의 잘 익은 열매.

CP) Fructus Liquidambaris | 풍향수(楓香樹) *Liquidambar formosana* Hance (조록나무과 金縷梅科)의 성숙한 과서(果序)를 말린 것.

노봉방(露蜂房)

HP) Vespae Nidus | 말벌(大黃蜂) *Polistes mandarinus* Saussure 또는 기타 동속 근연벌 (호봉과 Vespidae)이 만든 집. 봉방(蜂房), 봉소(蜂巢)

CP) 봉방(蜂房) Nidus Vespae | 과마봉(果馬蜂) *Polistes olivaceous* (DeGeer) 이나 일본장각호봉(日本長脚胡蜂) *Polistes japonicus* Saussure 또는 뱀허물쌍살벌(異腹胡蜂) *Parapolybia varia* Fabricius (호봉과 胡蜂科)의 벌집.

노회(蘆薈)

HP) Aloe | 주로 호망각노회(好望角蘆薈) *Aloe ferox* Mill., *Aloe africana* Mill. 또는 *Aloe spicata* Baker (백합과 Lilliaceae)의 잡종의 잎에서 얻은 액즙(液汁)을 말린 것.

CP) Aloe | 고랍색노회(庫拉索蘆薈) *Aloe barbadensis* Mill. 나 호망각노회(好望角蘆薈) *Aloe ferox* Mill. 또는 기타 동속근연식물 (백합과 百合科)의 잎에 있는 액즙을 농축하여 말린 것.

녹각(鹿角)

HP) Cervi Cornu | 매화록(梅花鹿) *Cervus nippon* Temminck, 마록(馬鹿) *Cervus elaphus* L. 또는 대록(大鹿) *Cervus canadensis* Erxleben (사슴과 Cervidae)의 골질화된 뿔.

CP) Cornu Cervi | 마록(馬鹿) *Cervus elaphus* L. 또는 매화록(梅花鹿) *Cervus nippon* Temminck (사슴과 鹿科)의 골화된 뿔 또는 녹용을 자르고 난 이듬해 봄에 탈락되는 각기(角基).

HP) 녹각교(鹿角膠) Cervi Cornus Colla | 녹각(鹿角)을 절단하여 물로 끓여서 농축하여 만든 아교질 덩어리.

CP) 녹각교(鹿角膠) Colla Cornus Cervi | 녹각(鹿角)을 물에 달여 농축해 만든 아교질의 고체.
　녹각상(鹿角霜) Cornu Cervi Degelatinatum | 녹각(鹿角)에서 아교질을 제거하고 남은 것.

녹두(綠豆)

HP) Phaseoli Radiati Semen | 녹두 *Phaseolus radiatus* L. (콩과 Leguminosae)의 씨. 청소두(靑小豆)

녹반(綠礬)

HP) Melanteritum | 황산염광물 수록반군 수록반. 정량할 때 황산제일철수화물($FeSO_4·7H_2O$: 278.01) 95.0% 이상을 함유. 조반(皀礬)

녹용(鹿茸)

HP) Cervi Parvum Cornu | 매화록(梅花鹿) *Cervus nippon* Temminck, 마록(馬鹿) *Cervus elaphus* L. 또는 대록 (大鹿) *Cervus canadensis* Erxleben (사슴과 Cervidae)의 숫사슴의 털이 밀생되고 아직 골질화되지 않았거 나 약간 골질화된 어린 뿔을 자른 다음 말린 것. [별] 녹용절편
CP) Cornu Cervi Pantotrichum | 매화록(梅花鹿) *Cervus nippon* Temminck 또는 마록(馬鹿) *Cervus elaphus* L. (사슴과 鹿科)의 수컷의 아직 골화되지 않고 털이 밀생한 어린 뿔.

녹제초(鹿蹄草)

HP) Pyrolae Herba | 노루발풀 *Pyrola japonica* Klenze ex Alefeld 또는 기타 동속식물 (노루발과 Pyrolaceae)의 전초. 동록(冬綠), 파혈단(破血丹)
CP) 녹함초(鹿銜草) Herba Pyrolae | 녹제초(鹿蹄草) *Pyrola calliantha* H. Andres 또는 보통녹제초(普通鹿蹄 草) *Pyrola decorata* H. Andres (노루발과 鹿蹄草科)의 전초를 말린 것.

뇌환(雷丸)

HP) Omphalia | 뇌환(雷丸) *Omphalia lapidescens* Schroet. (구멍장이버섯과 Polyporaceae)의 균핵. 죽령(竹苓)
CP) Omphalia | 뇌환(雷丸) *Omphalia lapidescens* Schroet. (송이과 白蘑科)의 균핵을 말린 것.

누고(螻蛄)

HP) Gryllotalpae Corpus | 땅강아지 *Gryllotalpa africana* De Beauvois (땅강아지과 Gryllotalpidae)의 몸체. 지구 (地狗)

누로(漏蘆)

HP) Echinopsis Radix | 절굿대 *Echinops setifer* L. 또는 큰절굿대 *Echinops latifolius* Tausch (국화과 Compositae)의 뿌리.
CP) Radix Rhapontici | 뼈꾹채(祁州漏蘆) *Rhaponiticum uniflorum* (L.) DC. (국화과 菊科)의 뿌리를 말린 것.
　우주누로(禹州漏蘆) Radix Echinopsis | 큰절굿대(藍刺頭) *Echinops latifolius* Tausch 또는 화동남자두(華 東藍刺頭) *Echinops grijisii* Hance (국화과 菊科)의 뿌리를 말린 것.

능소화(凌霄花)

HP) Campsitis Flos | 능소화 *Campsis grandiflora* Schum. (능소화과 Bignoniaceae)의 꽃. 타태화(墮胎花)

CP) Flos Campsis | 능소화(凌霄) *Campsis grandiflora* (Thunb.) K. Schum. 또는 미주능소(美洲凌霄) *Campsis radicans* (L.) Seem. (능소화과 紫葳科)의 꽃을 말린 것.

단삼(丹參)

KP) Salviae Miltiorrhizae Radix | 단삼 *Salvia miltiorrhiza* Bge. (꿀풀과 Labiatae)의 뿌리.

CP) Radix et Rhizoma Salviae Miltiorrhizae | 단삼(丹參) *Salvia miltiorrhiza* Bge. (꿀풀과 脣形科)의 뿌리 및 뿌리줄기를 말린 것.

단혈류(斷血流)

CP) Herba Clinopodii | 음풍륜(蔭風輪) *Clinopodium polycephalum* (Vaniot) C. Y. Wu et Hsuan 또는 푸른산층층이(風輪菜) *Clinopodium chinensis* (Benth.) O. Kuntze (꿀풀과 脣形科)의 지상부를 말린 것.

담죽엽(淡竹葉)

HP) Lophatheri Herba | 조릿대풀 *Lophatherum gracile* Brongn. (벼과 Gramineae)의 꽃피기 전의 지상부.

CP) Herba Lophatheri | 조릿대풀(淡竹葉) *Lophatherum gracile* Brongn. (벼과 禾本科)의 줄기와 잎을 말린 것.

당귀(當歸)

KP) Angelicae Gigantis Radix | 참당귀 *Angelica gigas* Nakai (산형과 Umbelliferae)의 뿌리.

CP) Radix Angelicae Sinensis | 당귀(當歸) *Angelica sinensis* (Oliv.) Diels (산형과 傘形科)의 뿌리를 말린 것.

당삼(黨參)

KP) Codonopsis Pilosulae Radix | 만삼 *Codonopsis pilosula* Nannf., 소화당삼(素花黨參) *Codonopsis pilosula* Nannf. var. *modesta* L. T. Shen 또는 천당삼(川黨參) *Codonopsis tangshen* Oliv. (초롱꽃과 Campanulaceae)의 뿌리.

CP) Radix Codonopsis | 만삼(黨參) *codonopsis pilosula* (Franch.) Nannf. 이나 소화당삼(素花黨參) *Codonopsis pilosula* Nannf. var. *modesta* (Nannf.) L. T. Shen 또는 천당삼(川黨參) *Codonopsis tangshen* Oliv. (초롱꽃과 桔梗科)의 뿌리를 말린 것.

명당삼(明黨參) Radix Changii | 명당삼(明黨參) *Changium smyrnioides* Wolff (산형과 傘形科)의 뿌리를 말린 것.

당약(當藥)

KP) Swertiae Herba | 쓴풀 *Swertia japonica* Makino (용담과 Gentianaceae)의 꽃이 필 때의 전초.

대계(大薊)

HP) Cirsii Herba | 엉겅퀴 *Cirsium japonicum* DC. 또는 기타 동속식물 (국화과 Compositae)의 전초.

CP) Herba Cirsii Japonici | 엉겅퀴(薊) *Cirsium japonicum* Fisch. ex DC. (국화과 菊科)의 지상부를 말린 것.

대계탄(大薊炭) Herba Cirsii Japonici Carbonisatum | 대계(大薊)를 포제가공한 것.

대극(大戟)

HP) Euphorbiae Pekinensis Radix | 대극 *Euphorbia pekinensis* Rupr. (대극과 Euphorbiaceae)의 뿌리. 경대극(京大戟)

CP) 경대극(京大戟) Radix Euphorbiae Pekinensis | 대극(大戟) *Euphorbia pekinensis* Rupr. (대극과 大戟科)의 뿌리를 말린 것.

대두황권(大豆黃卷)

HP) Glycine Semen Germinatum | 콩 *Glycine max* Merr. (콩과 Leguminosae)을 발아시킨 것.

대복피(大腹皮)

KP) Arecae Pericarpium | 빈랑(檳榔) *Areca catechu* L. (야자과 Palmae)의 열매껍질로서 열매를 삶은 다음 벗겨낸 것. 덜 익은 열매에서 얻은 것을 대복피(大腹皮)라 하고 잘 익은 열매에서 얻은 것을 대복모(大腹毛)라 함.

CP) Pericarpium Arecae | 빈랑(檳榔) *Areca catechu* L. (야자과 棕櫚科)의 열매껍질을 말린 것.

대산(大蒜)

HP) Allii Bulbus | 마늘 *Allium sativum* L. (백합과 Liliaceae)의 인경. 택산(澤蒜), 천사호(天師葫), 호산(葫蒜)

대자석(代赭石)

HP) Haematitum | 산화물광물 강옥군 적철석(赤鐵石). 주로 삼산화이철수화물(Fe$_2$O$_3$·nH$_2$O)을 함유. 자석(赭石), 적토(赤土)

CP) 자석(赭石) Haematitum | 산화물류(氧化物類) 광물인 강옥족(剛玉族) 적철광(赤鐵礦)으로, 주로 삼산화이철(Fe$_2$O$_3$).

대청엽(大靑葉)

HP) Isatidis Folium | 대청(菘藍) *Isatis indigotica* Fort. (십자화과 Cruciferae)의 잎.

CP) Folium Isatidis | 대청(菘藍) *Isatis indigotica* Fort. (십자화과 十字花科)의 잎을 말린 것.
요대청엽(蓼大靑葉) Folium Polygoni Tinctorii | 쪽(蓼藍) *Polygonum tinctorium* Ait. (여뀌과 蓼科)의 잎을 말린 것.

대추(대조 大棗)

KP) Zizyphi Fructus | 대추나무 *Zizyphus jujuba* Mill. var. *inermis* Rehd. 또는 보은대추나무 *Zizyphus jujuba* Mill. var. *hoonensis* T. B. Lee (갈매나무과 Rhamnaceae)의 잘 익은 열매.

CP) Fructus Jujubae | 묏대추(棗) *Ziziphus jujuba* Mill. (갈매나무과 鼠李科)의 잘 익은 열매를 말린 것.

대풍자(大風子)

HP) Hydnocarpi Semen | 대풍자(大風子) *Hydnocarpus anthelmintica* Pierre 또는 기타 동속 근연식물 (산유자나무과 Flacourtiaceae)의 씨.

대혈등(大血藤)

CP) Caulis Sargentodoxae | 대혈등(大血藤) *Sargentodoxa cuneata* (Oliv.) Rehd. et Wils. (으름덩굴과 木通科)의 덩굴줄기를 말린 것.

대황(大黃)

KP) Rhei Radix et Rhizoma | 장엽대황(掌葉大黃) *Rheum palmatum* L., 탕구트대황 *Rheum tanguticum* Maxim. ex Balf. 또는 약용대황(藥用大黃) *Rheum officinale* Baill. (여뀌과 Polygonaceae)의 뿌리줄기로서 주피를 제거한 것.

CP) Radix et Rhizoma Rhei | 장엽대황(掌葉大黃) *Rheum palmatum* L. 이나 탕구트대황(唐古特大黃) *Rheum tanguticum* Maxim. ex Balf. 또는 약용대황(藥用大黃) *Rheum officinale* Baill. (여뀌과 蓼科)의 뿌리와 뿌리줄기를 말린 것.

HP) 대황주증(大黃酒蒸) Rhei Rhizoma Preparata cum Vinum | 대황을 포제법의 주증법(酒蒸法)에 따라 가공한 것. 주대황(酒大黃)

대황초자(大黃醋炙) Rhei Rhizoma Preparata cum Acetum | 대황을 포제법의 초자법(醋炙法)에 따라 가공한 것. 초대황(醋大黃)

대황초탄(大黃炒炭) Rhei Rhizoma Carbonisatum | 대황을 포제법의 초탄법(炒炭法)에 따라 가공한 것. 대황탄(大黃炭)

HP) 종대황(種大黃) Rhei Undulatai Rhizoma | 종대황 *Rheum undulatum* L. (여뀌과 Polygonaceae)의 뿌리줄기. 뿌리줄기를 그대로 또는 껍질을 깎아서 모양을 다듬거나 또는 그대로 가로로 자르거나 세로로 쪼개어 말린 것.

도두(刀豆)

CP) Semen Canavaliae | 작두콩(刀豆) *Canavalia gladiata* (Jacq.) DC. (콩과 豆科)의 잘 익은 씨를 말린 것.

도인(桃仁)

KP) Persicae Semen | 복숭아나무 *Prunus persica* Batsch 또는 산복사 *Prunus davidiana* Franch. (장미과 Rosaceae)의 잘 익은 씨.

CP) Semen Persicae | 복숭아나무(桃) *Prunus persica* (L.) Batsch 또는 산복사(山桃) *Prunus davidiana* (Carr.) Franch. (장미과 薔薇科)의 잘 익은 씨를 말린 것.

독일미(獨一味)

CP) Herba Lamiophlomis | 독일미(獨一味) *Lamiophlomis rotata* (Benth.) Kudo (꿀풀과 脣形科)의 전초를 말린 것.

독활(獨活)

KP) Araliae Continentalis Radix | 독활 *Aralia continentalis* Kitag. (두릅나무과 Araliaceae)의 뿌리.

CP) Radix Angelicae Pubescentis | 중치모당귀(重齒毛當歸) *Angelica pubescens* Maxim. f. *biserrata* Shan et Yuan (산형과 傘形科)의 뿌리를 말린 것.

동과자(冬瓜子)

HP) Benincasae Semen | 동과(冬瓜) *Benincasa hispida* Cogn. (박과 Cucurbitaceae)의 씨. 동과인(冬瓜仁), 백과자(白瓜子)

동과피(冬瓜皮)

HP) Benincasae Pericarpium | 동과(冬瓜) *Benincasa hispida* Cogn. (박과 Cucurbitaceae)의 열매껍질.

CP) Exocarpium Benincasae | 동과(冬瓜) *Benincasa hispida* (Thunb.) Cogn. (박과 葫蘆科)의 열매껍질 바깥층을 말린 것.

동규자(冬葵子)

HP) Malvae Semen | 아욱 *Malva verticillata* L. (아욱과 Malvaceae)의 씨. 활규자(滑葵子)

CP) 동규과(冬葵果) Fructus Malvae | 아욱(冬葵) *Malva verticillata* L. (아욱과 錦葵科)의 잘 익은 열매를 말린 것.

동청(銅靑)

HP) Malachitum | 탄산염광물로 구리그릇(銅器)의 바깥에 이산화탄소 또는 아세트산의 작용에 의하여 생긴 녹색의 녹으로 주로 염기성탄산구리[CuCO₃·Cu(OH)₂]를 함유. 녹청(綠靑), 동록(銅綠)

동충하초(冬蟲夏草)

HP) Cordyceps | 동충하초균(冬蟲夏草菌) *Cordyceps sinensis* Sacc. (맥각균과 Hypocreaceae)이 박쥐나방과 (Hepialidae) 곤충의 유충에서 기생하여 자란 자실체(字實體)와 유충의 몸체. 하초동충(夏草冬虫)

CP) Cordyceps | 동충하초균(冬蟲夏草菌) *Cordyceps sinensis* (Berk.) Sacc. (맥각균과 麥角菌科)이 박쥐나방과 (蝙蝠娥科) 곤충의 유충에 기생하여 생긴 자실체와 유충시체의 복합체.

두시(豆豉)

HP) Glycine Semen Preparatum | 콩 *Glycine max* Merr. (콩과 Leguminosae)의 잘 익은 씨를 발효가공한 것. 향시(香豉), 담시(淡豉)

CP) 담두시(淡豆豉) Semen Sojae Praeparatum | 콩(大豆) *Glycine max* (L.) Merr. (콩과 豆科)의 잘 익은 씨를 발효가공한 것.

두충(두중 杜仲)

KP) Eucommiae Cortex | 두충나무 *Eucommia ulmoides* Oliv. (두충나무과 Eucommiaceae)의 줄기껍질로서 주피를 제거한 것.

CP) Cortex Eucommiae | 두충나무(杜仲) *Eucommia ulmoides* Oliv. (두충나무과 杜仲科)의 수피를 말린 것.

HP) **두충강자(杜仲薑炙)** Eucommiae Cortex Preparata cum Zingiberis Rhizoma Crudus | 두충을 포제법의 강자법(薑炙法)에 따라 가공한 것. 강두충(薑杜仲)

두충염자(杜仲鹽炙) Eucommiae Cortex Preparata cum Sal | 두충을 포제법의 염자법(鹽炙法)에 따라 가공한 것. 염두충(鹽杜仲)

두충초탄(杜仲炒炭) Eucommiae Cortex Carbonisatum | 두충을 포제법의 초탄법(炒炭法)에 따라 가공한 것. 두충탄(杜仲炭)

두충엽(두중엽 杜仲葉)

HP) Eucommiae Folium | 두충나무 *Eucommia ulmoides* Oliv. (두충나무과 Eucommiaceae)의 잎.

CP) Folium Eucommiae | 두충나무(杜仲) *Eucommia ulmoides* Oliv. (두충나무과 杜仲科)의 잎을 말린 것.

등심초(燈心草)

KP) Junci Medulla | 골풀 *Juncus effusus* L. (골풀과 Juncaceae)의 줄기의 수(髓).

CP) Medulla Junci | 골풀(燈心草) *Juncus effusus* L. (골풀과 燈心草科)의 경수(莖髓)를 말린 것.

등잔세신(燈盞細辛)

CP) Herba Erigerontis | 단정비봉(短莛飛蓬) *Erigeron breviscapus* (Vant.) Hand-Mazz. (국화과 菊科)의 전초를 말린 것. 등잔화(燈盞花)

등피(橙皮)

HP) Aurantii Pericarpium | 광귤나무 *Citrus aurantium* L. subsp. *amara* Engler (운향과 Rutaceae)의 잘 익은 열매의 껍질.

등황(藤黃)

HP) Gutti | 등황나무 *Garcinia hanburyi* Hook. f. 또는 기타 동속식물 (등황나무과 Guttiferae)의 줄기에 유출된 수지. 옥황(玉黃), 월황(月黃)

디기탈리스엽

HP) Digitalis Folium | 디기탈리스 *Digitalis purpurea* L. (현삼과 Scrophulariaceae)의 잎을 60℃ 이하에서 말리고 입자루 및 주맥을 제거하여 세절한 것. 양지황엽(洋地黃葉)

마두령(馬兜鈴)

CP) Fructus Aristolochiae | 쥐방울(北馬兜鈴) *Aristolochia contorta* Bge. 또는 마두령(馬兜鈴) *Aristolochia debilis* Sieb. et Zucc. (쥐방울과 馬兜鈴科)의 잘 익은 열매를 말린 것.

마발(馬勃)

HP) Lasiosphaera | *Lasiosphaera nipponica* Kobayasi ex Asahina 또는 대마발(大馬勃) *Calvatia gigantea* Lloyd (마발과 Lycoperdaceae)의 균체. 마비(馬疕), 회고(灰菇), 마분포(馬糞包)

CP) Lasiosphaera seu Calvatia | 탈피마발(脫皮馬勃) *Lasiosphaera fenxlii* Reich., 대마발(大馬勃) *Calvatia gigantea* (Batsch ex Pers.) Lloyd 또는 자색마발(紫色馬勃) *Calvatia lilacina* (Mont. et Berk.) Lloyd (마발과 灰包科)의 자실체를 말린 것.

마인(麻仁)

HP) Cannabis Semen | 삼 *Cannabis sativa* L. (뽕나무과 Moraceae)의 씨. 화마인(火麻仁)

CP) 화마인(火麻仁) Fructus Cannabis | 삼(大麻) *Cannabis sativa* L. (뽕나무과 桑科)의 잘 익은 열매를 말린 것.

마전자(馬錢子)

CP) Semen Strychni | 마전(馬錢) *Strychnos nux-vomica* L. (마전과 馬錢科)의 익은 씨앗을 말린 것.

KP) 호미카 Strychni Semen | 마전(馬錢) *Strychnos nux-vomica* L. (마전과 Loganiaceae)의 잘 익은 씨. 마전자(馬錢子) [별] 호미카 엑스, 호미카엑스 10배산, 호미카 틴크

CP) 마전자분(馬錢子粉) 마전자(馬錢子)를 포제가공한 것.

마치현(馬齒莧)

HP) Portulacae Herba | 쇠비름 *Portulaca oleracea* L. (쇠비름과 Portulacaceae)의 전초. 마현(馬莧), 오행초(五行草)

CP) Herba Portulacae | 쇠비름(馬齒莧) *Portulaca oleracea* L. (쇠비름과 馬齒莧科)의 지상부를 말린 것.

마편초(馬鞭草)

HP) Verbenae Herba | 마편초 *Verbena officinalis* L. (마편초과 Verbenaceae)의 지상부. 철마편(鐵馬鞭)

CP) Herba Verbenae | 마편초(馬鞭草) *Verbena officinalis* L. (마편초과 馬鞭草科)의 지상부를 말린 것.

마황(麻黃)

KP) Ephedrae Herba | 초마황(草麻黃) *Ephedra sinica* Stapf, 중마황(中麻黃) *Ephedra intermedia* Schrenk et C. A. Mey. 또는 목적마황(木賊麻黃) *Ephedra equisetina* Bge. (마황과 Ephedraceae)의 초질경.

CP) Herba Ephedrae | 초마황(草麻黃) *Ephedra sinica* Stapf, 중마황(中麻黃) *Ephedra intermedia* Schrenk et C. A. Mey. 또는 목적마황(木賊麻黃) *Ephedra equisetina* Bge. (마황과 麻黃科)의 초질경을 말린 것.

마황근(麻黃根)

HP) Ephedrae Radix | 초마황(草麻黃) *Ephedra sinica* Stapf 또는 중마황(中麻黃) *Ephedra intermedia* Schrenk et C. A. Mey. (마황과 Ephedraceae)의 뿌리와 뿌리줄기.

CP) Radix et Rhizoma Ephedrae | 초마황(草麻黃) *Ephedra sinica* Stapf 또는 중마황(中麻黃) *Ephedra intermedia* Schrenk et C. A. Mey. (마황과 麻黃科)의 뿌리와 뿌리줄기를 말린 것.

만산홍(滿山紅)

CP) Folium Rhododendri Daurici | 산진달래나무(興安杜鵑) *Rhododendron dauricum* L. (철쭉과 杜鵑花科)의 잎을 말린 것.

만형자(蔓荊子)

KP) Viticis Fructus | 순비기나무 *Vitex rotundifolia* L. f. 또는 만형(蔓荊) *Vitex trifolia* L. (마편초과 Verbenaceae) 의 잘 익은 열매.

CP) Fructus Viticis | 단엽만형(單葉蔓荊) *Vitex trifolia* L. var. *simplicifolia* Cham. 또는 만형(蔓荊) *Vitex trifolia*

L. (마편초과 馬鞭草科)의 잘 익은 열매를 말린 것.

망초(芒硝)

HP) Natrii Sulfas | Na₂SO₄·10H₂O : 322.19 / 황산염광물 망초군 망초를 정제한 것. 말린 것을 정량할 때 황산나트륨(Na₂SO₄ : 142.04)을 99.0% 이상을 함유. 황산나트륨

CP) Natrii Sulfas | 황산염류(硫酸鹽類) 광물인 망초족(芒硝族) 망초(芒硝)를 가공 정제한 결정체로, 주로 함수황산나트륨(Na₂SO₄·10H₂O).

현명분(玄明粉) Natrii Sulfas Exsiccatus | 망초(芒硝)를 풍화건조한 것으로, 주로 황산나트륨(Na₂SO₄).

매괴화(玫瑰花)

HP) Rosae Flos | 해당화 *Rosa rugosa* Thunb. (장미과 Rosaceae)의 꽃봉오리. 홍매괴(紅玫瑰)

CP) Flos Rosae Fugosae | 해당화(玫瑰) *Rosa rugosa* Thunb. (장미과 薔薇科)의 꽃봉오리를 말린 것.

맥문동(麥門冬)

KP) Liriopis Tuber | 맥문동 *Liriope platyphylla* Wang et Tang 또는 소엽맥문동 *Ophiopogon japonicus* Ker-Gawl. (백합과 Liliaceae)의 뿌리의 팽대부(膨大部).

CP) **맥동(麥冬)** Radix Ophiopogonis | 소엽맥문동(麥冬) *Ophiopogon japonicus* (Thunb.) Ker-Gawl. (백합과 百合科)의 덩이뿌리를 말린 것.

산맥동(山麥冬) Radix Liriopes | 호북맥동(湖北麥冬) *Liriope spicata* (Thunb.) Lour. var. *prolifera* Y. T. Ma 이나 단정산맥동(短葶山麥冬) *Liriope muscari* (Decne.) Baily (백합과 百合科)의 덩이뿌리를 말린 것.

맥아(麥芽)

HP) Hordei Fructus Germinatus | 대맥(大麥) *Hordeum vulgare* L. (벼과 Gramineae)의 잘 익은 열매를 발아시켜 싹이 5mm 정도 자랐을 때 햇볕이나 60℃ 이하에서 말린 것. 곡맥(谷麥)

CP) Fructus Hordei Germinatus | 대맥(大麥) *Hordeum vulgare* L. (벼과 禾本科)의 잘 익은 열매를 발아시켜 말린 것.

맹충(虻蟲)

HP) Tabanus | 등에류의 일종인 *Tabanus bivittatus* Matsumura 또는 기타 동속곤충 (등에과 Tabanidae)의 암컷의 성충을 말린 것. 비맹(蜚虻)

면실자(棉實子)

HP) Gossypii Semen | 목화 *Gossypium nanking* Meyen 또는 기타 동속 근연식물 (아욱과 Malvaceae)의 씨. 면화자(棉花子), 목면자(木棉子)

모근(茅根)

KP) Imperatae Rhizoma | 띠 *Imperata cylindrica* Beauv. var. *koenigii* Durand et Schinz ex A. Camus (벼과 Gramineae)의 뿌리줄기로서 가는 뿌리와 비늘모양의 잎을 제거한 것. 백모근

CP) 백모근(白茅根) Rhizoma Imperatae | 백모(白茅) *Imperata cylindrica* Beauv. var. *major* (Nees) C. E. Hubb. (벼과 禾本科)의 뿌리줄기를 말린 것.

모려(牡蠣)

KP) Ostreae Testa | 굴 *Ostrea gigas* Thunb., 대련만모려(大連灣牡蠣) *Ostrea talienwhanensis* Crosse 또는 근강모려(近江牡蠣) *Ostrea rivularis* Gould (굴과 Ostreidae)의 껍질.

CP) Concha Ostreae | 굴(長牡蠣) *Ostrea gigas* Thunb. 나 대련만모려(大連灣牡蠣) *Ostrea talienwhanensis* Crosse 또는 근강모려(近江牡蠣) *Ostrea rivularis* Gould (굴과 牡蠣科)의 패각.

모형엽(牡荊葉)

CP) Folium Viticis Negundo | 모형(牡荊) *Vitex negundo* L. var. *cannabifolia* (Sieb. et Zucc.) Hand.-Mazz. (마편초과 馬鞭草科)의 신선한 잎.

목과(木瓜)

HP) Chaenomelis Fructus | 모과나무 *Chaenomeles sinensis* (Thouin) Koehne (장미과 Rosaceae)의 잘 익은 열매. 목과실(木瓜實)

CP) Fructus Chaenomelis | 산당화(貼梗海棠) *Chaenomeles speciosa* (Sweet) Nakai (장미과 薔薇科)의 거의 잘 익은 열매를 말린 것.

목근피(木槿皮)

HP) Hibisci Cortex | 무궁화나무 *Hibiscus syriacus* L. (아욱과 Malvaceae)의 줄기 및 뿌리껍질. 천근피(川槿皮)

목단피(모란피 牡丹皮)

KP) Moutan Cortex | 목단 *Paeonia suffruticosa* Andr. (작약과 Paeoniaceae)의 뿌리껍질.

CP) Cortex Moutan | 목단(牡丹) *Paeonia suffruticosa* Andr. (미나리아재비과 毛茛科)의 뿌리껍질을 말린 것.

목별자(木鼈子)

HP) Momordicae Semen | 목별(木鼈) *Momordica cochinchinensis* Spreng. (박과 Cucurbitaceae)의 씨. 목해(木蟹)

CP) Semen Momordicae | 목별(木鱉) *Momordica cochinchinensis* (Lour.) Spreng. (박과 葫蘆科)의 잘 익은 씨를 말린 것.

목적(木賊)

HP) Equiseti Herba | 속새 *Equisetum hyemale* L. (속새과 Equisetaceae)의 지상부. 목적초(木賊草)

CP) Herba Equiseti Hiemalis | 속새(木賊) *Equisetum hyemale* L. (속새과 木賊科)의 지상부를 말린 것.

목천료(木天蓼)

HP) Actinidiae Fructus | 다래나무 *Actinidia polygama* Miq. 또는 기타 동속 근연식물 (다래나무과 Actinidiaceae)의 가지, 잎 또는 벌레 먹은 열매(木天蓼子). 천료(天蓼), 등천료(藤天蓼), 천료목(天蓼木), 목천료자(木天

蓼子)

목통(木通)

KP) Akebiae Caulis | 으름덩굴 *Akebia quinata* Decne. (으름덩굴과 Lardizabalaceae)의 줄기로서 주피를 제거한 것.

CP) Caulis Akebiae | 으름덩굴(木通) *Akebia quinata* (Thunb.) Decne. 이나 삼엽목통(三葉木通) *Akebia trifoliata* (Thunb.) Koidz. 또는 백목통(白木通) *Akebia trifoliata* (Thunb.) Koidz. var. *australis* (Diels) Rehd. (으름덩굴과 木通科)의 덩굴줄기를 말린 것.

천목통(川木通) Caulis Clematidis Armandii | 소목통(小木通) *Clematis armandii* Franch. 또는 수구등(綉球藤) *Clematis montana* Buch.-Ham. (미나리아재비과 毛茛科)의 덩굴줄기를 말린 것.

목향(木香)

HP) Aucklandiae Radix | 목향(木香) *Aucklandia lappa* Decne. (국화과 Compositae)의 뿌리.

CP) Radix Aucklandiae | 목향(木香) *Aucklandia lappa* Decne. (국화과 菊科)의 뿌리를 말린 것.

HP) 토목향(土木香) Helenii | 목향 *Inula helenium* L. (국화과 Compositae)의 뿌리.

CP) 토목향(土木香) Radix Inulae | 목향(土木香) *Inula helenium* L. (국화과 菊科)의 뿌리를 말린 것.

천목향(川木香) Radix Vladimiriae | 천목향(川木香) *Vladimiria souliei* (Franch.) Ling 또는 회모천목향(灰毛川木香) *Vladimiria souliei* (Franch.) Ling var. *cinerea* Ling (국화과 菊科)의 뿌리를 말린 것.

목호접(木蝴蝶)

CP) Semen Oroxyli | 목호접(木蝴蝶) *Oroxylum indicum* (L.) Vent. (능소화과 紫葳科)의 잘 익은 씨를 말린 것.

몰약(沒藥)

KP) Myrrha | 합지수(哈地樹) *Commiphora molmol* Engler 또는 몰약수(沒藥樹) *Commiphora myrrha* Engler (감람나무과 Burseraceae)에서 얻은 고무수지. 전자를 교질몰약(膠質沒藥) Gum Opoponax이라 하고, 후자를 천연몰약(天然沒藥) Gum Myrrh이라 함.

묘조초(猫爪草)

CP) Radix Ranunculi Ternati | 개구리갓(小毛茛) *Ranunculus ternatus* Thunb. (미나리아재비과 毛茛科)의 덩이뿌리를 말린 것.

무이(蕪荑)

HP) Ulmi Pasta Semen | 왕느릅나무 *Ulmus macrocarpa* Hance 또는 기타 동속식물 (느릅나무과 Ulmaceae)의 씨에 느릅나무 껍질과 진흙을 섞어서 발효시킨 것. 무이인(蕪荑仁)

문합(文蛤)

HP) Meretricis Concha | 문합조개 *Meretrix meretrix* L. (문합과 Veneridae)의 껍질.

CP) 합각(蛤殼) Concha Meretricis seu Cyclinae | 문합조개(文蛤) *Meretrix meretrix* L. 또는 가무락(靑蛤)

Cyclina sinensis Gmelin (문합과 簾蛤科)의 패각.

밀몽화(密蒙花)

HP) Buddlejae Flos | 밀몽화 *Buddleja officinalis* Maxim. (마전과 Loganiaceae)의 꽃봉오리.

CP) Flos Buddlejae | 밀몽화(密蒙花) *Buddleja officinalis* Maxim. (마전과 馬錢科)의 꽃봉오리와 화서를 말린 것.

밀타승(密陀僧)

HP) Lithargyrum | 황화광물 방연석군 방연석으로 연광석 또는 은광석등을 제련할 때 생기는 산화납(酸化鉛). 말린 것을 정량할 때 산화납(PbO : 223.20) 95.0% 이상을 함유. 노저(爐底), 일산화납(一酸化鉛)

박하(薄荷)

KP) Menthae Herba | 박하 *Mentha arvensis* L. var. *piperascens* Malinvaud ex Holmes (꿀풀과 Labiatae)의 지상부.

CP) Herba Menthae | 박하(薄荷) *Mentha haplocalyx* Briq. (꿀풀과 屑形科)의 지상부를 말린 것.

반대해(胖大海)

HP) Sterculiae Scaphigerae Semen | 반대해(胖大海) *Sterculia scaphigera* Wall. (벽오동과 Sterculiaceae)의 씨.

CP) Semen Sterculiae Lychnophorae | 반대해(胖大海) *Sterculia lychnophora* Hance (벽오동과 梧桐科)의 잘 익은 씨를 말린 것.

반묘(斑猫)

HP) Cantharides | 띠띤가뢰 *Mylabris cichorii* L., 중국가뢰 *Mylabris phalerata* Pall. 또는 줄먹가뢰 *Epicauta gorhami* Marseul (가뢰과 Meloidae)의 충체.

CP) 반모(斑蝥) Mylabris | 중국가뢰(南方大斑蝥) *Mylabris phalerata* Pall. 또는 띠띤가뢰(黃黑小斑蝥) *Mylabris cichorii* L. (가뢰과 芫靑科)를 말린 것.

반변련(半邊蓮)

HP) Lobeliae Chinensis Herba | 수염가래꽃 *Lobelia chinensis* Lour. (초롱꽃과 Campanulaceae)의 전초.

CP) Herba Lobeliae Chinensis | 수염가래꽃(半邊蓮) *Lobelia chinensis* Lour. (초롱꽃과 桔梗科)의 전초를 말린 것.

반지련(半枝蓮)

HP) Scutellariae Barbatae Herba | 반지련(半枝蓮) *Scutellaria barbata* D. Don (꿀풀과 Labiatae)의 지상부.

CP) Herba Scutellariae Barbatae | 반지련(半枝蓮) *Scutellaria barbata* D. Don (꿀풀과 屑形科)의 전초를 말린 것.

반하(半夏)

KP) Pinelliae Tuber | 반하 *Pinellia ternata* Breit. (천남성과 Araceae)의 덩이줄기로서 주피를 완전히 제거한

것.

CP) Rhizoma Pinelliae | 반하(半夏) *Pinellia ternata* (Thunb.) Breit. (천남성과 天南星科)의 덩이줄기를 말린 것.

HP) 반하생강백반제(半夏生薑白礬製) Pinelliae Tuber cum Zingiberis Rhizoma Crudus et Alumen | 반하를 생강과 백반을 사용하여 가공한 것. 강자반하(薑炙半夏), 강반하(薑半夏)

CP) 법반하(法半夏) Rhizoma Pinelliae Praeparatum | 반하(半夏)를 포제가공한 것.

방기(防己)

KP) Sinomeni Caulis et Rhizoma | 방기 *Sinomenium acutum* Rehd. et Wils. (새모래덩굴과 Menispermaceae)의 덩굴성줄기 및 뿌리줄기. 청풍등(靑風藤)

CP) Radix Stephaniae Tetrandrae | 분방기(粉防己) *Stephania tetrandra* S. Moore (새모래덩굴과 防己科)의 뿌리를 말린 것.

　청풍등(靑風藤) Caulis Sinomenii | 방기(靑藤) *Sinomenium acutum* (Thunb.) Rehd. et Wils. 또는 모청등(毛靑藤) *Sinomenium acutum* (Thunb.) Rehd. et Wils. var. *cinereum* Rehd. et Wils. (새모래덩굴과 防己科)의 덩굴줄기를 말린 것.

HP) 목방기(木防己) Cocculi Radix | 댕댕이덩굴 *Cocculus trilobus* DC. (새모래덩굴과 Menispermaceae)의 뿌리.

방풍(防風)

KP) Saposhnikoviae Radix | 방풍(防風) *Saposhnikovia divaricata* Schischk. (산형과 Umbelliferae)의 뿌리.

CP) Radix Saposhnikoviae | 방풍(防風) *Saposhnikovia divaricata* (Turcz.) Schischk. (산형과 傘形科)의 뿌리를 말린 것.

HP) 식방풍(植防風) Peucedani Radix | 갯기름나물 *Peucedanum japonicum* Thunb. (산형과 Umbelliferae)의 뿌리.

백강잠(白殭蠶)

HP) Batryticatus Bombyx | 누에 *Bombyx mori* (L.) (누에과 Bombycidae)의 유충이 백강병균 *Beauveria bassiana* (Bals.) Vuill.의 감염에 의한 백강병으로 경직사한 충체. 강잠(姜蠶)

CP) 강잠(僵蠶) Bombyx Batryticatus | 누에(家蠶) *Bombyx mori* L. (누에과 蠶蛾科)의 4~5령 된 유충이 백강병균 (白僵菌) *Beauveria bassiana* (Bals.) Vuill. 에 감염(또는 인공접종)되어 죽은 것을 말린 것.

백과(白果)

HP) Ginkgonis Semen | 은행나무 *Ginkgo biloba* L. (은행나무과 Ginkgoaceae)의 열매의 속씨. 은행(銀杏)

CP) Semen Ginkgo | 은행나무(銀杏) *Ginkgo biloba* L. (은행나무과 銀杏科)의 잘 익은 씨를 말린 것.

백굴채(白屈菜)

HP) Chelidonii Herba | 애기똥풀 *Chelidonium majus* L. (양귀비과 Papaveraceae)의 지상부.

백급(白芨)

HP) Bletillae Rhizoma | 자란 *Bletilla striata* (Thunb.) Reichb. f. (난초과 Orchidaceae)의 덩이줄기.

CP) Rhizoma Bletillae | 자란(白芨) *Bletilla striata* (Thunb.) Reichb. f. (난초과 蘭科)의 덩이줄기를 말린 것.

백단향(白檀香)

HP) Santali Albi Lignum | 단향(檀香) *Santalum album* L. (단향과 Santalaceae)의 목부의 심재. 단향(檀香)

CP) 단향(檀香) Lignum Santali Albi | 단향(檀香) *Santalum album* L. (단향과 檀香科)의 심재를 말린 것.

HP) 자단향(紫檀香) Santalini Lignum Rubrum | 자단(紫檀) *Pterocarpus santalinus* L. (콩과 Leguminosae)의 심재. 자단(紫檀)

백두구(白豆蔲)

KP) Amomi Fructus Rotundus | 백두구 *Amomum kravanh* Pierre ex Gagnep. 또는 자바백두구 *Amomum compactum* Soland. ex Maton (생강과 Zingiberaceae)의 잘 익은 열매.

CP) 두구(豆蔲) Fructus Amomi Rotundus | 백두구(白豆蔲) *Amomum kravank* Pierre ex Gagnep. 또는 자바백두구(爪哇白豆蔲) *Amomum compactum* Soland. ex Maton (생강과 薑科)의 잘 익은 열매를 말린 것.

백두옹(白頭翁)

HP) Pulsatillae Radix | 할미꽃 *Pulsatilla koreana* Nakai 또는 기타 동속식물 (미나리아재비과 Ranunculaceae)의 뿌리. 노고초(老姑草)

CP) Radix Pulsatillae | 백두옹(白頭翁) *Pulsatilla chinensis* (Bge.) Regel (미나리아재비과 毛茛科)의 뿌리를 말린 것.

백렴(白蘞)

HP) Ampelopsis Radix | 가회톱 *Ampelopsis japonica* Makino (포도과 Vitaceae)의 덩이뿌리.

CP) Radix Ampelopsis | 가회톱(白蘞) *Ampelopsis japonica* (Thunb.) Makino (포도과 葡萄科)의 덩이뿌리를 말린 것.

백미(白薇)

HP) Cynanchi Radix | 백미꽃 *Cynanchum atratum* Bge. 또는 기타 동속식물 (박주가리과 Asclepiadaceae)의 뿌리. 망초(芒草)

CP) Radix et Rhizoma Cynanchi Atrati | 백미꽃(白薇) *Cynanchum atratum* Bge. 또는 만생백미(蔓生白薇) *Cynanchum versicolor* Bge. (박주가리과 蘿藦科)의 뿌리 및 뿌리줄기를 말린 것.

백반(白礬)

HP) Alumen | 황산염광물 명반석군 명반석을 가공하여 얻은 결정체. 정량할 때 황산알루미늄칼륨수화물 [KAl(SO₄)₂·12H₂O : 474.39]을 99.0% 이상을 함유. 명반(明礬)

CP) Alumen | 황산염류(硫酸鹽類) 광물인 명반석(明礬石)을 가공제련한 것으로, 주로 함수황산알루미늄칼륨 [KAl(SO₄)₂·12H₂O].

백부근(百部根)

HP) Stemonae Radix | 만생백부(蔓生百部) *Stemona japonica* Miq. 또는 기타 동속식물 (백부과 Stemonaceae)의 덩이뿌리. 백부(百部)

CP) 백부(百部) Radix Stemonae | 직립백부(直立百部) *Stemona sessilifolia* (Miq.) Miq., 만생백부(蔓生百部) *Stamona japonica* (Bl.) Miq. 또는 대엽백부(對葉百部) *Stemona tuberosa* Lour. (백부과 百部科)의 덩이뿌리를 말린 것.

백부자(白附子)

HP) Aconiti Koreani Tuber | 백부자 *Aconitum koreanum* Raymond (미나리아재비과 Ranunculaceae)의 덩이뿌리.

CP) Rhizoma Typhonii | 독각련(獨角蓮) *Typhonium giganteum* Engl. (천남성과 天南星科)의 덩이줄기를 말린 것.

백선피(白鮮皮)

KP) Dictamni Cortex | 백선 *Dictamnus dasycarpus* Turcz. (운향과 Rutaceae)의 뿌리껍질.

CP) Cortex Dictamni | 백선(白鮮) *Dictamnus dasycarpus* Turcz. (운향과 芸香科)의 뿌리껍질을 말린 것.

백자인(柏子仁)

KP) Thujae Semen | 측백나무 *Thuja orientalis* L. (측백나무과 Cupressaceae)의 씨로서 씨껍질을 제거한 것.

CP) Semen Platycladi | 측백(側柏) *Platycladus orientalis* (L.) Franco (측백나무과 柏科)의 성숙한 씨를 말린 것.

백전(白前)

HP) Cynanchi Stauntonii Rhizoma | 백전(白前) *Cynanchum stauntoni* (Decne) Schltr. ex Levl. 또는 기타 동속 근연식물 (박주가리과 Asclepiadaceae)의 뿌리줄기 및 뿌리. 석람(石藍), 수약(嗽藥)

CP) Rhizoma et Radix Cynanchi Stauntonii | 백전(柳葉白前) *Cynanchum stauntonii* (Decne.) Schltr. ex Levl. 또는 원화엽백전(芫花葉白前) *Cynanchum glaucescens* (Decne.) Hand.-Mazz. (박주가리과 蘿藦科)의 뿌리줄기 및 뿌리를 말린 것.

백지(白芷)

KP) Angelicae Dahuricae Radix | 구릿대 *Angelica dahurica* Benth. et Hook. f. 또는 항백지(杭白芷) *Angelica dahurica* Benth. et Hook. f. var. *formosana* Shan et Yuan (산형과 Umbelliferae)의 뿌리.

CP) Radix Angelicae Dahuricae | 구릿대(白芷) *Angelica dahurica* (Fisch. ex Hoffm.) Benth. et Hook. f. 또는 항백지(杭白芷) *Angelica dahurica* (Fisch. ex Hoffm.) Benth. et Hook. f. var. *formosana* (Boiss.) Shan et Yuan (산형과 傘形科)의 뿌리를 말린 것.

백초상(百草霜)

HP) Pulvis Fumi Carbonisatus | 산초(山草)를 태워서 생긴 솥밑의 그을음 및 굴뚝 속에 있는 그을음 재. 조돌묵(灶突墨), 조매(灶煤)

백출(白朮)

KP) Atractylodis Rhizoma Alba | 삽주 *Atractylodes japonica* Koidz. 또는 백출(白朮) *Atractylodes macrocephala* Koidz. (국화과 Compositae)의 뿌리줄기로서 그대로 또는 주피를 제거한 것.

CP) Rhizoma Atractylodis Macrocephalae | 백출(白朮) *Atractylodes macrocephala* Koidz. (국화과 菊科)의 뿌리줄기를 말린 것.

백편두(白扁豆)

KP) Dolichoris Semen | 편두(扁豆) *Dolichos lablab* L. (콩과 Leguminosae)의 잘 익은 씨.

CP) Semen Lablab Album | 편두(扁豆) *Dolichos lablab* L. (콩과 豆科)의 잘 익은 씨를 말린 것.

백합(百合)

HP) Lilii Bulbus | 참나리 *Lilium lancifolium* Thunb. 또는 기타 동속 근연식물 (백합과 Liliaceae)의 비늘줄기.

CP) Bulbus Lilii | 참나리(卷丹) *Lilium lancifolium* Thunb., 백합(百合) *Lilium brownii* F. E. Brown var. *viridulum* Baker 또는 세엽백합(細葉百合) *Lilium pumilum* DC. (백합과 百合科)의 육질 인엽을 말린 것.

백화사(白花蛇)

HP) Agkistrodon | 오보사 *Agkistrodon actus* Gunther (살모사과 Viperidae) 또는 은환사 *Bungarus multicinctus* Blyth. (코브라과 Elapidae)의 내장을 뺀 몸체. 기사(蘄蛇), 은환사(銀環蛇)

CP) 기사(蘄蛇) Agkistrodon | 오보사(五步蛇) *Agkistrodon acutus* (Guenther) (살모사과 蝰科)를 말린 것. 금전백화사(金錢白花蛇) Bungarus Parvus | 은환사(銀環蛇) *Bungarus multicinctus* Blyth (코브라과 眼镜蛇科)의 어린뱀을 말린 것.

백화사설초(白花蛇舌草)

HP) Oldenlandiae Diffusae Herba | 백운풀 *Oldenlandia diffusa* (Willd.) Roxb. (꼭두선이과 Rubiaceae)의 전초.

번사엽(番瀉葉)

CP) Folium Sennae | 협엽번사(狹葉番瀉) *Cassia angustifolia* Vahl 또는 첨엽번사(尖葉番瀉) *Cassia acutifolia* Delile (콩과 豆科)의 소엽(小葉)을 말린 것.

KP) 센나엽 Sennae Folium | 협엽번사(狹葉番瀉) *Cassia angustifolia* Vahl 또는 첨엽번사(尖葉番瀉) *Cassia acutifolia* Delile (콩과 Leguminosae)의 작은 잎.

별갑(鱉甲)

HP) Amydae Carapax | 자라 *Amyda maakii* Brandt (자라과 Trionychidae)의 배갑(背甲). 단어(團魚)

CP) Carapax Trionycis | 자라(鱉) *Trionyx sinensis* Wiegmann (자라과 鱉科)의 배갑(背甲).

보골지(補骨脂)

HP) Psoraleae Semen | 보골지(補骨脂) *Psoralea corylifolia* L. (콩과 Leguminosae)의 씨. 파고지(破故紙)

CP) Fructus Psoraleae | 보골지(補骨脂) *Psoralea corylifolia* L. (콩과 豆科)의 잘 익은 열매를 말린 것.

HP) 보골지염자(補骨脂鹽炙) Psoraleae Semen Preparata cum Sal | 보골지를 포제법의 염자법(鹽炙法)에 따라 가공한 것. 염자보골지(鹽炙補骨脂), 염초보골지(鹽炒補骨脂)

보두(寶豆)

HP) Strychni Ignatii Semen | 보두나무 *Strychnos ignatii* Bergius (마전과 Loganiaceae)의 씨. 여송과(呂宋果)

복령(茯苓)

KP) Poria Sclerotium | 복령(茯苓) *Poria cocos* Wolf (구멍장이버섯과 Polyporaceae)의 균핵. 적복령(赤茯苓), 백복령(白茯苓)

CP) Poria | 복령(茯苓) *Poria cocos* (Schw.) Wolf (구멍장이버섯과 多孔菌科)의 균핵.

복분자(覆盆子)

KP) Rubi Fructus | 복분자딸기 *Rubus coreanus* Miq. (장미과 Rosaceae)의 채 익지 않은 열매.

CP) Fructus Rubi | 화동복분자(華東覆盆子) *Rubus chingii* Hu (장미과 薔薇科)의 열매를 말린 것.

복신(茯神)

HP) Hoelen cum Radix | 소나무 뿌리에 기생하는 복령 *Poria cocos* Wolf (구멍장이버섯과 Polyporaceae)의 균핵. 백복신(白茯神)

봉교(蜂膠)

CP) Propolis | 양봉꿀벌(意大利蜂) *Apis mellifera* L. (꿀벌과 蜜蜂科)의 분비물을 말린 것.

봉랍(蜂蠟)

CP) Cera Flava | 재래꿀벌(中華蜜蜂) *Apis cerana* Fabricius 또는 양봉꿀벌(意大利蜂) *Apis mellifera* L. (꿀벌과 蜜蜂科)이 분비한 밀랍을 말린 것.

KP) 황납(黃蠟)(첨가제) Cera Flava | 동양꿀벌 *Apis indica* Radoszkowski 또는 양봉꿀벌 *Apis mellifera* L. (꿀벌과 Apidae)의 벌집에서 얻은 납을 정제한 것. 밀납(蜜蠟)

봉밀(蜂蜜)

CP) Mel | 재래꿀벌(中華蜜蜂) *Apis cerana* Fabricius 또는 양봉꿀벌(意大利蜂) *Apis mellifera* L. (꿀벌과 蜜蜂科)이 만든 꿀.

KP) 꿀(첨가제) Mel | 양봉꿀벌 *Apis mellifera* L. 또는 동양꿀벌 *Apis indica* Radoszkowski (꿀벌과 Apidae)이 벌집에 모은 감미물을 채취한 것. 봉밀(蜂蜜)

부소맥(浮小麥)

HP) Tritici Levis Semen | 밀 *Triticum aestivum* L. (벼과 Gramineae)의 익지 않아 물에 뜨는 씨.

부자(附子)

KP) Aconiti Lateralis Radix Preparata | 오두(烏頭) *Aconitum carmichaeli* Debx. (미나리아재비과 Ranunculaceae)의 자근(子根)을 가공하여 만든 염부자(鹽附子), 제부자(製附子) 및 포부자(炮附子).

CP) Radix Aconiti Lateralis Praeparata | 오두(烏頭) *Aconitum carmichaeli* Debx. (미나리아재비과 毛茛科)의

자근을 가공한 것.

HP) 정제부자(精製附子) Pulvis Aconiti Tuberis Purificatum | 오두(烏頭) *Aconitum carmichaeli* Debx. 또는 기타 동속 근연식물 (미나리아재비과 Ranunculaceae)의 뿌리를 가공 정제한 것. 아코니틴, 메사코니틴, 제사코니틴등을 분해시키어 벤조일아코닌등으로 독성을 감소시킨 것으로서 총알카로이드[벤조일아코닌: $C_{32}H_{45}O_{10}N$: 502.12] 0.33% 이상을 함유한 가루. 가공부자(加工附子)

부평(浮萍)

HP) Spirodelae Herba | 개구리밥 *Spirodela polyrhiza* Schleid. 또는 좀개구리밥 *Lemna paucicostata* Hegelm (개구리밥과 Lemnaceae)의 전초. 자배부평(紫背浮萍)

CP) Herba Spirodelae | 개구리밥(紫萍) *Spirodela polyrrhiza* (L.) Schleid. (개구리밥과 浮萍科)의 전초를 말린 것.

불수(佛手)

CP) Fructus Citri Sarcodactylis | 불수(佛手) *Citrus medica* L. var. *sarcodactylis* Swingle (운향과 芸香科)의 열매를 말린 것.

비자(榧子)

HP) Torreyae Semen | 비자나무 *Torreya nuncifera* Sieb. et Zucc. (주목과 Taxaceae)의 씨. 옥비(玉榧)

CP) Semen Torreyae | 비(榧) *Torreya grandis* Fort. (주목과 紅豆杉科)의 잘 익은 씨를 말린 것.

비파엽(枇杷葉)

KP) Eriobotryae Folium | 비파나무 *Eriobotrya japonica* Lindl. (장미과 Rosaceae)의 잎.

CP) Folium Eriobotryae | 비파나무(枇杷) *Eriobotrya japonica* (Thunb.) Lindl. (장미과 薔薇科)의 잎을 말린 것.

비해(萆薢)

HP) Tokoro Rhizoma | 도코로마 *Dioscorea tokora* Makino (마과 Dioscoreaceae)의 뿌리줄기. 산비해(山萆薢), 백지(百枝)

CP) 면비해(綿萆薢) Rhizoma Dioscoreae Septemlobae | 단풍마(綿萆薢) *Dioscorea septemloba* Thunb. 또는 복주서여(福州薯蕷) *Dioscorea futschauensis* Uline ex R. Kunth (마과 薯蕷科)의 뿌리줄기를 말린 것. 분비해(粉萆薢) Rhizoma Dioscoreae Hypoglaucae | 분배서여(粉背薯蕷) *Dioscorea hypoglauca* Palibin (마과 薯蕷科)의 뿌리줄기를 말린 것.

빈랑자(檳榔子)

KP) Arecae Semen | 빈랑(檳榔) *Areca catechu* L. (야자과 Palmae)의 잘 익은 씨로서 열매를 채취하여 물에 삶아 열매껍질을 벗긴 것.

CP) 빈랑(檳榔) Semen Arecae | 빈랑(檳榔) *Areca catechu* L. (야자과 棕櫚科)의 잘 익은 씨를 말린 것. 초빈랑(焦檳榔) Semen Arecae Praeparata | 빈랑(檳榔)을 포제가공한 것.

사간(射干)

HP) Belamcandae Rhizoma | 범부채 *Belamcanda chinensis* Leman. (붓꽃과 Iridaceae)의 뿌리줄기. 자호접(紫蝴蝶)

CP) Rhizoma Belamcandae | 범부채(射干) *Belamcanda chinensis* (L.) DC. (붓꽃과 鳶尾科)의 뿌리줄기를 말린 것.

천사간(川射干) Rhizoma Iridis Tectori | 연미붓꽃(鳶尾) *Iris tectorum* Maxim. (붓꽃과 鳶尾科)의 뿌리줄기를 말린 것.

사과락(絲瓜絡)

HP) Luffae Fructus Retinervus | 수세미오이 *Luffa cylindrica* Roem. (박과 Cucurbitaceae)의 열매의 망상의 섬유와 유관속. 사과(絲瓜)

CP) Retinervus Luffae Fructus | 수세미오이(絲瓜) *Luffa cylindrica* (L.) Roem. (박과 葫蘆科)의 잘 익은 열매의 유관속을 말린 것.

사군자(使君子)

HP) Quisqualis Fructus | 사군자(使君子) *Quisqualis indica* L. (사군자과 Combretaceae)의 열매. 천군자(川君子)

CP) Fructus Quisqualis | 사군자(使君子) *Quisqualis indica* L. (사군자과 使君子科)의 잘 익은 열매를 말린 것.

사극(沙棘)

CP) Fructus Hippophae | 사극(沙棘) *Hippophae rhamnoides* L. (보리수나무과 胡頽子科)의 잘 익은 열매를 말린 것.

사담(蛇膽)

HP) Serpentis Fel | 안경사 *Naja naja atra* Cantor, 금환사 *Bungarus fasciatus* Schneid. (코브라과 Elapidae), 삼각선사 *Elaphe radiata* Schlegel, 과수용사 *Ptyas korros* Sehlegel, 오초사 *Zaocys dhumnades* Cantor (뱀과 Colubridae) 또는 기타 근연동물의 담낭.

사라자(娑羅子)

CP) Semen Aesculi | 칠엽수(七葉樹) *Aesculus chinensis* Bge., 절강칠엽수(浙江七葉樹) *Aesculus chinensis* Bge. var. *chekiangensis* (Hu et Fang) Fang 또는 천사율(天師栗) *Aesculus wilsonii* Rehd. (칠엽수과 七葉樹科)의 잘 익은 씨를 말린 것.

사삼(沙參)

HP) Adenophorae Radix | 잔대 *Adenophora triphylla* var. *japonica* Hara 또는 기타 동속식물 (초롱꽃과 Campanulaceae)의 뿌리.

CP) 남사삼(南沙參) Radix Adenophorae | 윤엽사삼(輪葉沙參) *Adenophora tetraphylla* (Thunb.) Fisch. 또는 당잔대(沙參) *Adenophora stricta* Miq. (초롱꽃과 桔梗科)의 뿌리를 말린 것.

KP) 해방풍(海防風) Glehniae Radix | 갯방풍 *Glehnia littoralis* Fr. Schmidt ex Miq. (산형과 Umbelliferae)의

뿌리. 빈방풍(濱防風), 북사삼(北沙參)

CP) 북사삼(北沙參) Radix Glehniae | 갯방풍(珊瑚菜) *Glehnia littoralis* Fr. Schmidt ex Miq. (산형과 傘形科)의
뿌리를 말린 것.

사상자(蛇床子)

HP) Cnidii Fructus | 벌사상자 *Cnidium monieri* (L). Cuss. 또는 사상자 *Torilis japonica* DC. (산형과
Umbelliferae)의 과실. 사미(蛇米)

CP) Fructus Cnidii | 벌사상자(蛇床) *Cnidium monnieri* (L.) Cuss. (산형과 傘形科)의 잘 익은 열매를 말린 것.

사세(사태 蛇蛻)

HP) Serpentis Periostracum | 구렁이 *Elaphe schrenckii* Strauch, 무자치 *Elaphe climacophora* Boie. 또는 유혈목
이 *Rhabodophis tigrinus* Boie. 등 (뱀과 Colubridae)의 탈피막(脫皮膜). 사피(蛇皮), 사퇴(蛇退), 사각(蛇
殼)

CP) Periostracum Serpentis | 흑미금사(黑眉錦蛇) *Elaphe taeniura* Cope, 금사(錦蛇) *Elaphe carinata* (Guenther)
또는 오초사(烏梢蛇) *Zaocys dhumnades* (Cantor) 등 (뱀과 遊蛇科)의 뱀이 탈피한 표피막을 말린 것.

사원자(沙苑子)

HP) Astragali Semen | 편경황기(扁莖黃芪) *Astragalus complanatus* R. Br. 또는 기타 동속 근연식물 (콩과
Leguminosae)의 씨. 동질려(潼蒺藜), 사원질려(沙苑蒺藜)

CP) Semen Astragali Complanati | 편경황기(扁莖黃芪) *Astragalus complanatus* R. Br. (콩과 豆科)의 잘 익은
씨를 말린 것.

사인(砂仁)

KP) Amomi Fructus | 녹각사(綠殼砂) *Amomum villosum* Lour. var. *xanthioides* T. L. Wu et Senjen 또는 양춘사(陽
春砂) *Amomum villosum* Lour. (생강과 Zingiberaceae)의 잘 익은 열매. 축사(縮砂)

CP) Fructus Amomi | 양춘사(陽春砂) *Amomum villosum* Lour., 녹각사(綠殼砂) *Amomum villosum* Lour. var.
xanthioides T. L. Wu et Senjen 또는 해남사(海南砂) *Amomum longiligulare* T. L. Wu (생강과 薑科)의
잘 익은 열매를 말린 것.

사향(麝香)

HP) Moschus | 난쟁이사향노루 *Moschus berezovskii* Flerove, 산사향노루 *Moschus chrysogaster* Hodgson 또는
사향노루 *Moschus moschiferus* L. (사향노루과 Moschidae) 수컷의 사향선 분비물로서 그 내용물을 꺼내어
말린 것을 가루사향이라 하고, 주머니 모양의 사낭(麝囊)을 그대로 잘라내어 말린 것을 주머니사향이라고
함.

CP) Moschus | 난쟁이사향노루(林麝) *Moschus berezovskii* Flerove, 마사(馬麝) *Moschus sifanicus* Przewalski
또는 사향노루(原麝) *Moschus moschiferus* L. (사슴과 鹿科)의 성숙한 수컷의 향주머니의 분비물을 말린
것.

사향초(麝香草)

HP) Thymi Herba | 백리향 *Thymus quinquecostatus* Celakovski 또는 기타 동속식물 (꿀풀과 Labiatae)의 전초.

백리향(百里香)

산내(山柰)

CP) Rhizoma Kaempferiae | 산내(山柰) *Kaempferia galanga* L. (생강과 薑科)의 뿌리줄기를 말린 것.

산두근(山豆根)

HP) Sophorae Tonkinensis Radix et Rhizoma | 월남괴(越南槐) *Sophora tonkinensis* Gagnep. (콩과 Leguminosae)의 뿌리와 뿌리줄기. 고두근(苦豆根)

CP) Radix et Rhizoma Sophorae Tonkinensis | 월남괴(越南槐) *Sophora tonkinensis* Gagnep. (콩과 豆科)의 뿌리 및 뿌리줄기를 말린 것.
북두근(北豆根) Rhizoma Menispermi | 새모래덩굴(蝙蝠葛) *Menispermum dauricum* DC. (새모래덩굴과 防己科)의 뿌리줄기를 말린 것.

산사(山楂)

KP) Crataegi Fructus | 산사나무 *Crataegus pinnatifida* Bge. 및 그 변종 (장미과 Rosaceae)의 잘 익은 열매.

CP) Fructus Crataegi | 넓은잎산사(山里紅) *Crataegus pinnatifida* Bge. var. *major* N. E. Br. 이나 산사나무(山楂) *Crataegus pinnatifida* Bge. (장미과 薔薇科)의 익은 열매를 말린 것.

산사엽(山楂葉)

CP) Folium Crataegi | 넓은잎산사(山里紅) *Crataegus pinnatifida* Bge. var. *major* N. E. Br. 이나 산사나무(山楂) *Crataegus pinnatifida* Bge. (장미과 薔薇科)의 잎을 말린 것.

산수유(山茱萸)

KP) Corni Fructus | 산수유나무 *Cornus officinalis* Sieb. et Zucc. (층층나무과 Cornaceae)의 잘 익은 열매로서 씨를 제거한 것.

CP) Fructus Corni | 산수유나무(山茱萸) *Cornus officinalis* Sieb. et Zucc. (층층나무과 山茱萸科)의 성숙한 과육을 말린 것.

산약(山藥)

KP) Dioscoreae Rhizoma | 마 *Dioscorea batatas* Decne. 또는 참마 *Dioscorea japonica* Thunb. (마과 Dioscoreaceae)의 뿌리줄기(담근체)로서 그대로 또는 쪄서 말린 것.

CP) Rhizoma Dioscoreae | 서여(薯蕷) *Dioscorea opposita* Thunb. (마과 薯蕷科)의 뿌리줄기를 말린 것.

산자고(山慈姑)

HP) Cremastrae Tuber | 약난초 *Cremastra appendiculata* (D. Don) Makino (난초과 Orchidaceae)의 덩이뿌리. 모자고(毛慈姑)

CP) Pseudobulbus Cremastrae seu Pleiones | 약난초(杜鵑蘭) *Cremastra appendiculata* (D. Don) Makino, 독산란(獨蒜蘭) *Pleione bulbocodioides* (Franch.) Rolfe 또는 운남독산란(雲南獨蒜蘭) *Pleione yunnanensis* Rolfe (난초과 蘭科)의 헛비늘줄기를 말린 것.

산조인(酸棗仁)

KP) Zizyphi Semen | 산조(酸棗) *Zizyphus jujuba* Mill. var. *spinosa* Hu ex H. F. Chou (갈매나무과 Rhamnaceae) 의 잘 익은 씨.

CP) Semen Ziziphi Spinosae | 산조(酸棗) *Ziziphus jujuba* Mill. var. *spinosa* (Bge.) Hu ex H. F. Chou (갈매나무과 鼠李科)의 잘 익은 씨를 말린 것.

산초(山椒)

KP) Zanthoxyli Pericarpium | 초피나무 *Zanthoxylum piperitum* DC., 산초나무 *Zanthoxylum schinifolium* Sieb. et Zucc. 또는 화초(花椒) *Zanthoxylum bungeanum* Maxim. (운향과 Rutaceae)의 잘 익은 열매껍질.

CP) 화초(花椒) Pericarpium Zanthoxyli | 산초나무(靑椒) *Zanthoxylum schinifolium* Sieb. et Zucc. 또는 화초(花椒) *Zanthoxylum bungeanum* Maxim. (운향과 芸香科)의 잘 익은 열매의 껍질을 말린 것.

삼릉(三棱)

KP) Sparganii Rhizoma | 흑삼릉 *Sparganium stoloniferum* Buch.-Ham. (흑삼릉과 Sparganiaceae)의 덩이줄기.

CP) Rhizoma Spargani | 흑삼릉(黑三棱) *Sparganium stoloniferum* Buch.-Ham. (흑삼릉과 黑三棱科)의 덩이줄기 를 말린 것.

삼백초(三白草)

CP) Herba Saururi | 삼백초(三白草) *Saururus chinensis* (Lour.) Baill. (삼백초과 三白草科)의 지상부를 말린 것.

삼칠(三七)

HP) Notoginseng Radix | 삼칠(三七) *Panax notoginsengs* (Burk) F. H. Chen (두릅나무과 Araliaceae)의 뿌리. 전삼칠(田三七), 전칠(田七), 금불환(金不換)

CP) 삼칠(三七) *Panax notoginseng* (Burk.) F. H. Chen (두릅나무과 五加科)의 뿌리와 뿌리줄기를 말린 것.

상기생(桑寄生)

HP) Loranthi Ramulus | 뽕나무겨우살이 *Loranthus parasticus* Merr. (겨우살이과 Loranthaceae)의 잎, 줄기, 가지. 상상기생(桑上寄生), 광기생(廣寄生)

CP) Herba Taxilli | 상기생(桑寄生) *Taxillus chinensis* (DC.) Danser (겨우살이과 桑寄生科)의 잎이 달린 줄기와 가지를 말린 것.

상륙(商陸)

HP) Phytolaccae Radix | 자리공 *Phytolacca esculenta* Houtt. 또는 기타 동속식물 (자리공과 Phytolaccaceae)의 뿌리. 장불로(長不老)

CP) Radix Phytolaccae | 상륙(商陸) *Phytolacca acinosa* Roxb. 또는 미국자리공(垂序商陸) *Phytolacca americana* L. (자리공과 商陸科)의 뿌리를 말린 것.

상백피(桑白皮)

KP) Mori Cortex | 뽕나무 *Morus alba* L. (뽕나무과 Moraceae)의 뿌리껍질로서 주피를 제거한 것.

CP) Cortex Mori | 뽕나무(桑) *Morus alba* L. (뽕나무과 桑科)의 뿌리껍질을 말린 것.

상산(常山)

HP) Dichroae Radix | 상산(常山) *Dichroa febrifuga* Lour. (범의귀과 Saxifragaceae)의 뿌리. 황상산(黃常山)

CP) Radix Dichroae | 상산(常山) *Dichroa febrifuga* Lour. (범의귀과 虎耳草科)의 뿌리를 말린 것.

상심자(桑椹子)

HP) Mori Fructus | 뽕나무 *Morus alba* L. 또는 기타 동속 근연식물 (뽕나무과 Moraceae)의 익지 않은 열매. 상심(桑椹)

CP) Fructus Mori | 뽕나무(桑) *Morus alba* L. (뽕나무과 桑科)의 과수(果穗)를 말린 것.

상엽(桑葉)

HP) Mori Folium | 뽕나무 *Morus alba* L. 또는 기타 동속 근연식물 (뽕나무과 Moraceae)의 잎. 경상상엽(經霜桑葉)

CP) Folium Mori | 뽕나무(桑) *Morus alba* L. (뽕나무과 桑科)의 잎을 말린 것.

상지(桑枝)

HP) Mori Ramulus | 뽕나무 *Morus alba* L. 또는 기타 동속 근연식물 (뽕나무과 Moraceae)의 어린 가지. 눈상지(嫩桑枝)

CP) Ramulus Mori | 뽕나무(桑) *Morus alba* L. (뽕나무과 桑科)의 여린 가지를 말린 것.

상표초(상표소 桑螵蛸)

HP) Mantidis Ootheca | 사마귀 *Paratenodera sinensis* De Saussure 또는 기타 동속근연동물 (사마귀과 Mantidae)의 알이 들어 있는 벌레집을 찐 것. 당랑소(螳螂巢), 단표초(단표소 團螵蛸)

CP) Oötheca Mantidis | 대력랑(大力螂) *Tenodera sinensis* Saussure, 좀사마귀(小力螂) *Statilia maculata* (Thunb.) 또는 넓적배사마귀(巨斧螳螂) *Hierodula patellifera* (Serville) (사마귀과 螳螂科)의 알집를 말린 것.

생강(生薑)

HP) Zingiberis Rhizoma Crudus | 생강 *Zingiber officinale* Rosc. (생강과 Zingiberaceae)의 신선한 뿌리줄기.

CP) Rhizoma Zingiberis Recens | 생강(薑) *Zingiber officinale* Rosc. (생강과 薑科)의 신선한 뿌리줄기.

서과상(西瓜霜)

CP) Mirabilitum Praeparatum | 서과(西瓜) *Citrullus lanatus* (Thunb.) Matsumu. et Nakai (박과 葫蘆科)의 신선한 잘 익은 열매를 초석과 함께 가공한 것.

서양삼(西洋參)

CP) Radix Panacis Quinquefolii | 서양삼(西洋參) *Panax quinquefolium* L. (두릅나무과 五加科)의 뿌리를 말린 것.

서장경(徐長卿)

HP) Cynanchi Paniculati Radix | 산해박 *Cynanchum paniculatum* Kitag. (박주가리과 Asclepiadaceae)의 뿌리줄기 및 뿌리. 천죽(天竹)

CP) Radix et Rhizoma Cynanchi Paniculati | 산해박(徐長卿) *Cynanchum paniculatum* (Bge.) Kitag. (박주가리과 蘿藦科)의 뿌리와 뿌리줄기를 말린 것.

서홍화(西紅花)

CP) Stigma Croci | 사프란(番紅花) *Crocus sativus* L. (붓꽃과 鳶尾科)의 암술머리를 말린 것.

KP) 사프란 Crocus | 사프란 *Crocus sativus* L. (붓꽃과 Iridaceae)의 암술머리. 번홍화(蕃紅花)

석결명(石決明)

HP) Haliotidis Concha | 말전복 *Haliotis gigantea* Gmelin 또는 기타 동속근연동물 (전복과 Haliotidae)의 껍질(貝殼). 진주모(珍珠母)

CP) Concha Haliotidis | 잡색포(雜色鮑) *Haliotis diversicolor* Reeve, 추문반포(皺紋盤鮑) *Haliotis discus hannai* Ino, 양포(羊鮑) *Haliotis ovina* Gmelin, 오주포(澳洲鮑) *Haliotis ruber* (Leach), 이포(耳鮑) *Haliotis asinina* L. 또는 백포(白鮑) *Haliotis laevigata* (Donovan) (전복과 鮑科)의 패각.

석고(石膏)

HP) Gypsum Fibrosum | 황산염광물 석고군 석고. 정량할 때 황산칼슘수화물($CaSO_4 \cdot 2H_2O$: 172.17) 95.0% 이상을 함유.

CP) Gypsum Fibrosum | 황산염류(硫酸鹽類) 광물인 경석고족(硬石膏族) 석고(石膏)로, 주로 함수황산칼슘 ($CaSO_4 \cdot 2H_2O$).

단석고(煅石膏) Gypsum Fibrosum Praeparatum | 석고(石膏)를 포제한 것.

HP) **한수석(寒水石)** Gypsum Rubrum | 황산염광물 석고군 석고(石膏). 주로 황산칼슘수화물($CaSO_4 \cdot 2H_2O$: 172.17)을 함유. 북한수석(北寒水石), 응수석(凝水石), 백수석(白水石)

현정석(玄精石) Glauberitum | 오랜 세월에 걸쳐 뭉쳐진 함수황산칼슘을 주성분으로 한 광석. 음정석(陰精石)

석곡(石斛)

HP) Dendrobii Herba | 금채석곡(金釵石斛) *Dendrobium nobile* Lindl. 또는 기타 동속 근연식물 (난초과 Orchidaceae)의 지상부. 두란(杜蘭)

CP) Caulis Dendrobii | 금채석곡(金釵石斛) *Dendrobium nobile* Lindl., 철피석곡(鐵皮石斛) *Dendrobium candidum* Wall. ex Lindl. 또는 마편석곡(馬鞭石斛) *Dendrobium fimbriatum* Hook. var. *oculatum* Hook. 및 근연종 (난초과 蘭科)의 신선한 줄기 또는 그것을 말린 것.

석룡자(石龍子)

HP) Eumeces | 도마뱀 *Eumeces chinensis* Gray 또는 장수도마뱀 *Eumeces coreensis* Doi et Kamida (도마뱀과 Scincidae)의 몸체. 석척(蜥蜴·石蜴), 수궁(守宮)

석류(石榴)

HP) Granati Fructus | 석류나무 *Punica granatum* L. (석류나무과 Punicaceae)의 열매.

석류피(石榴皮)

HP) Granati Cortex | 석류나무 *Punica granatum* L. (석류나무과 Punicaceae)의 줄기, 가지 및 뿌리의 껍질로 될 수 있는 대로 신선한 것을 씀.

CP) Pericarpium Granati | 석류나무(石榴) *Punica granatum* L. (석류나무과 石榴科)의 과피를 말린 것.

석송자(石松子)

HP) Lycopodium | 석송 *Lycopodium clavatum* L. (석송과 Lycopodiaceae)의 포자. 석송(石松)

석연(石燕)

HP) Fossilia Spiriferis | 석연 *Cyrtiospirifera sinensis* Graban 또는 기타 근연동물 (석연과 Spiriferidae)의 화석. 석연자(石燕子), 연자석(燕子石)

석예초(石蕊草)

HP) Cladoniae Herba | 석예(石蕊) *Cladonia angiferina* Webb (꽃이끼과 Cladoniaceae)의 전초. 석예(石蕊), 석화 (石花)

석위(石韋)

HP) Pyrrosiae Folium | 석위 *Pyrrosia lingua* (Thunb.) Farwell 또는 기타 동속식물 (고란초과 Polypodiaceae)의 잎. 석란(石欄)

CP) Folium Pyrrosiae | 여산석위(廬山石韋) *Pyrrosia sheareri* (Bak.) Ching, 석위(石韋) *Pyrrosia lingua* (Thunb.) Farwell 또는 애기석위(有柄石韋) *Pyrrosia petiolosa* (Christ) Ching (고란초과 水龍骨科)의 잎을 말린 것.

석유황(石硫黃)

HP) Sulfur | 원소광물 유황군 유황이나 유황을 함유하는 물질을 가공하여 얻은 결정. 말린 것을 정량할 때 황(S : 32.06) 98.0% 이상을 함유. 유황(硫黃)

CP) 유황(硫黃) Sulfur | 자연원소류(自然元素類) 광물인 유황족(硫族) 유황(自然硫) 또는 황을 함유하는 광물 을 가공하여 얻은 것.

석종유(石鐘乳)

HP) Stalactitum | 탄산염광물 방해석군 방해석의 종유상 집합체. 주로 탄산칼슘($CaCO_3$: 100.09)을 함유. 종유석 (鐘乳石)

CP) 종유석(鍾乳石) Stalactitum | 탄산염류(碳酸鹽類) 광물인 방해석족(方解石族) 방해석(方解石)으로, 주로

탄산칼슘($CaCO_3$).

석창포(石菖蒲)

HP) Acori Gramineri Rhizoma | 석창포 *Acorus gramineus* Soland. (천남성과 Araceae)의 뿌리줄기.

CP) Rhizoma Acori Tatarinowii | 창포(石菖蒲) *Acorus tatarinowii* Schott (천남성과 天南星科)의 뿌리줄기를 말린 것.

장창포(藏菖蒲) Rhizoma Acori Calami | 장창포(藏菖蒲) *Acorus calamus* L. (천남성과 天南星科)의 뿌리줄기를 말린 것.

선모(仙茅)

HP) Curculiginis Rhizoma | 선모(仙茅) *Curculigo orchioides* Gaertn. (수선화과 Amarylidaceae)의 뿌리줄기. 파라문삼(婆羅門參)

CP) Rhizoma Curculiginis | 선모(仙茅) *Curculigo orchioides* Gaertn. (수선화과 石蒜科)의 뿌리줄기를 말린 것.

선복화(旋覆花)

HP) Inulae Flos | 금불초 *Inula japonica* Thunb. 또는 구아선복화(歐亞旋覆花) *Inula britannica* L. (국화과 Compositae)의 꽃. 금불초(金佛草)

CP) Flos Inulae | 금불초(旋覆花) *Inula japonica* Thunb. 또는 구아선복화(歐亞旋覆花) *Inula britannica* L. (국화과 菊科)의 두상화서를 말린 것.

금비초(金沸草) Herba Inulae | 조엽선복화(條葉旋覆花) *Inula linariifolia* Turcz. 또는 선복화(旋覆花) *Inula japonica* Thunb. (국화과 菊科)의 지상부를 말린 것.

선퇴(蟬退)

HP) Cicadidae Periostracum | 말매미 *Cryptotympana pustulata* Fabricius (매미과 Cicadidae)가 성충이 될 때 탈피한 허물. 선세(선태 蟬蛻)

CP) **선태(蟬蛻)** Periostracum Cicadae | 말매미(黑蚱) *Cryptotympana pustulata* Fabricius (매미과 蟬科)가 우화할 때 탈락된 허물.

섬서(蟾蜍)

HP) Bufo | 두꺼비 *Bufo bufo gargarizans* Cantor 또는 기타 근연종 (두꺼비과 Bufonidae)의 독선의 분비물(섬수 蟾酥)을 채취한 뒤 그대로 또는 내장을 제거하여 말린 몸체(건섬 乾蟾). 섬(蟾), 하마(蝦蟆)

섬수(蟾酥)

KP) Bufonis Venenum | 두꺼비 *Bufo bufo gargarizans* Cantor 또는 흑광섬서(黑眶蟾蜍) *Bufo melanostictus* Schneid. (두꺼비과 Bufonidae)의 독선(毒腺)의 분비물을 모은 것.

CP) Venenum Bufonis | 두꺼비(中華大蟾蜍) *Bufo bufo gargarizans* Cantor 또는 흑광섬서(黑眶蟾蜍) *Bufo melanostictus* Schneid. (두꺼비과 蟾蜍科)의 분비물을 말린 것.

세네가

KP) Senegae Radix | 세네가 *Polygala senega* L. 또는 넓은잎세네가 *Polygala senega* L. var. *latifolia* Torrey et Gray (원지과 Polygalaceae)의 뿌리.

세신(細辛)

KP) Asiasari Radix et Rhizoma | 만주족도리풀(北細辛) *Asiasarum heterotropoides* F. Maekawa var. *mandshuricum* F. Maekawa 또는 서울족도리풀 *Asiasarum sieboldii* Miq. var. *seoulense* Nakai (쥐방울과 Aristolochiaceae)의 뿌리 및 뿌리줄기.

CP) Radix et Rhizoma Asari | 만주족도리풀(北細辛) *Asarum heterotropoides* Fr. Schmidt var. *mandshuricum* (Maxim.) Kitag. 이나 서울족도리풀(漢城細辛) *Asarum sieboldii* Miq. var. *seoulense* Nakai 또는 화세신(華細辛) *Asarum sieboldii* Miq. (쥐방울과 馬兜鈴科)의 뿌리 및 뿌리줄기를 말린 것.

소계(小薊)

HP) Cephalonoplosi Herba | 조뱅이 *Cephalonoplos segetum* Kitamura (국화과 Compositae)의 전초. 묘계(猫薊)

CP) Herba Cirsii | 자아채(刺兒菜) *Cirsium setosum* (Willd.) MB. (국화과 菊科)의 지상부를 말린 것.

소두구(小豆蔲)

KP) Cardamomi Fructus | 소두구 *Elettaria cardamomum* Maton (생강과 Zingiberaceae)의 잘 익은 열매. 쓸 때에는 씨만을 씀.

소목(蘇木)

KP) Sappan Lignum | 소목(蘇木) *Caesalpinia sappan* L. (콩과 Leguminosae)의 심재.

CP) Lignum Sappan | 소목(蘇木) *Caesalpinia sappan* L. (콩과 豆科)의 심재를 말린 것.

소엽련(小葉蓮)

CP) Fructus Podophylli | 도아칠(桃兒七) *Podophyllum hexandrum* Royle (매자나무과 小蘗科)의 익은 열매를 말린 것.

소통초(小通草)

CP) Medulla Stachyuri, Medulla Helwingiae | 희마산정절화(喜馬山旌節花) *Stachyurus himalaicus* Hook. f. et Thoms., 중국정절화(中國旌節花) *Stachyurus chinensis* Franch. (통조화과 旌節花科) 또는 청협엽(靑莢葉) *Helwingia japonica* (Thunb.) Dietr. (층층나무과 山茱萸科)의 경수(莖髓)를 말린 것.

소합향(蘇合香)

HP) Styrax Liquides | 소합향나무(蘇合香樹) *Liquidambar orientalis* Mill. (조록나무과 Hamamelidaceae)의 수지. 소합유(蘇合油)

CP) Styrax | 소합향나무(蘇合香樹) *Liquidambar orientalis* Mill. (조록나무과 金縷梅科)의 줄기에서 삼출되는 방향성 수지를 가공정제한 것.

속단(續斷)

HP) Dipsaci Radix | 천속단(川續斷) *Dipsacus asperoides* C. Y. Cheng et T. M. Ai (산토끼꽃과 Dipsacaceae)의 뿌리.

CP) Radix Dipsaci | 천속단(川續斷) *Dipsacus asperoides* C. Y. Cheng et T. M. Ai (산토끼꽃과 川續斷科)의 뿌리를 말린 것.

HP) 한속단(韓續斷) Phlomidis Radix | 한속단 *Phlomis umbrosa* Turczaninow (꿀풀과 Labiatae)의 뿌리.

속수자(續隨子)

HP) Euphorbiae Lathyridis Semen | 속수자(續隨子) *Euphorbia lathyris* L. (대극과 Euphorbiaceae)의 씨. 천금자(千金子)

CP) 천금자(千金子) Semen Euphorbiae | 속수자(續隨子) *Euphorbia lathyris* L. (대극과 大戟科)의 익은 씨앗을 말린 것.

  천금자상(千金子霜) Semen Euphorbiae Pulveratum | 천금자(千金子)를 포제가공한 것.

송화분(松花粉)

HP) Pini Pollen | 소나무 *Pinus densiflora* Sieb. et Zucc. 또는 기타 동속식물 (소나무과 Pinaceae)의 꽃가루. 송화(松花), 송황(松黃)

CP) Pollen Pini | 곰솔(馬尾松) *Pinus massoniana* Lamb. 이나 유송(油松) *Pinus tabulaeformis* Carr. 또는 동속의 몇몇 식물 (소나무과 松科)의 화분을 말린 것.

쇄양(鎖陽)

KP) Cynomorii Herba | 쇄양(鎖陽) *Cynomorium songaricum* Rupr. (쇄양과 Cynomoriaceae)의 전초로서 꽃대를 제거한 것.

CP) Herba Cynomorii | 쇄양(鎖陽) *Cynomorium songaricum* Rupr. (쇄양과 鎖陽科)의 육질경을 말린 것.

수분초(垂盆草)

CP) Herba Sedi | 돌나물(垂盆草) *Sedum sarmentosum* Bge. (돌나물과 景天科)의 신선한 전초 또는 그것을 말린 것.

수비계(水飛薊)

CP) Fructus Silybi | 수비계(水飛薊) *Silybum marianum* (L.) Gaertn. (국화과 菊科)의 잘 익은 열매를 말린 것.

수오등(首烏藤)

CP) Caulis Plygoni Multiflori | 하수오(何首烏) *Polygonum multiflorum* Thunb. (여뀌과 蓼科)의 덩굴줄기를 말린 것.

수우각(水牛角)

CP) Cornu Bubali | 물소(水牛) *Bubalus bubalis* L. (소과 牛科)의 뿔.

수은(水銀)

HP) Hydrargyrum | 수은(Hg : 200.59) 99.6% 이상을 함유. 홍(汞), 영액(靈液)

수질(水蛭)

HP) Hirudo | 참거머리 *Hirudo niponica* Whitman 또는 말거머리 *Whitmania pigra* Whitman (거머리과 Hirudinidae)의 몸체. 관수질(寬水蛭), 마질(馬蛭)

CP) Hirudo | 말거머리(螞蟥) *Whitmania pigra* Whitman, 참거머리(水蛭) *Hirudo nipponica* Whitman 또는 갈색 말거머리(柳葉螞蟥) *Whitmania acranulata* Whitman (거머리과 水蛭科)를 말린 것.

수홍화자(水紅花子)

CP) Fructus Polygoni Orientalis | 홍료(紅蓼) *Polygonum orientale* L. (여뀌과 蓼科)의 잘 익은 열매를 말린 것.

숙지황(熟地黃)

KP) Rehmanniae Radix Preparata | 지황 *Rehmannia glutinosa* Libosch. ex Steudel (현삼과 Scrophulariaceae)의 뿌리를 포제가공한 것.

CP) Radix Rehmanniae Praeparata | 생지황(生地黃)을 포제가공한 것.

스코폴리아근

KP) Scopoliae Rhizoma | 미치광이풀 *Scopolia japonica* Maxim. 또는 *Scopolia carniolica* Jacquin (가지과 Solanaceae)의 뿌리줄기. 낭탕근(莨菪根) [별] 스코폴리아 엑스, 스코폴리아 엑스 10배산

스코폴리아엽

HP) Scopoliae Folium | 미치광이풀 *Scopolia japonica* Maxim. 또는 기타 동속식물 (가지과 Solanaceae)의 꽃이 필 때의 잎.

스트로판투스

HP) Strophanthi Semen | *Strophanthus kombe* Oliv. 또는 기타 동속식물 (협죽도과 Apocynaceae)의 잘 익은 씨의 모관(毛冠)을 제거한 것.

승마(升麻)

KP) Cimicifugae Rhizoma | 승마 *Cimicifuga heracleifolia* Kom., 촛대승마 *Cimicifuga simplex* Wormskjord, 눈빛 승마 *Cimicifuga dahurica* Maxim. 또는 황새승마 *Cimicifuga foetida* L. (미나리아재비과 Ranunculaceae)의 뿌리줄기.

CP) Rhizoma Cimicifugae | 승마(大三葉升麻) *Cimicifuga heracleifolia* Kom., 눈빛승마(興安升麻) *Cimicifuga dahurica* (Turcz.) Maxim. 또는 황새승마(升麻) *Cimicigufa foetida* L. (미나리아재비과 毛茛科)의 뿌리줄기 를 말린 것.

시라자(蒔蘿子)

HP) Anethi Fructus | 시라(蒔蘿) *Anethum graveolens* L. (산형과 Umbelliferae)의 열매.

시체(柿蒂)

HP) Kaki Calyx | 감나무 *Diospyros kaki* Thunb. (감나무과 Ebenaceae)의 열매의 꽃받침. 시정(柿丁)

CP) Calyx Kaki | 감나무(柿) *Diospyros kaki* Thunb. (감나무과 柿樹科)의 묵은 꽃받침을 말린 것.

시호(柴胡)

KP) Bupleuri Radix | 시호 *Bupleurum falcatum* L. 또는 그 변종 (산형과 Umbelliferae)의 뿌리.

CP) Radix Bupleuri | 시호(柴胡) *Bupleurum chinense* DC. 또는 협엽시호(狹葉柴胡) *Bupleurum scorzonerifolium* Willd. (산형과 傘形科)의 뿌리를 말린 것.

신곡(神麯)

HP) Massa Medicata Fermentata | 밀가루 또는 밀기울, 적소두가루, 행인니(杏仁泥), 개똥쑥즙(靑蒿汁), 도꼬마리즙(蒼耳汁), 버들여뀌즙(野蓼汁) 등의 재료를 반죽하여 누룩같이 만들어 짚이나 마대 또는 삼잎으로 싸서 온실에서 발효시킨 것. 신국(神麴)

신근초(伸筋草)

HP) Lycopodii Herba | 석송 *Lycopodium clavatum* L. (석송과 Lycopodiaceae)의 전초.

CP) Herba Lycopodii | 석송(石松) *Lycopodium japonicum* Thunb. (석송과 石松科)의 전초를 말린 것.

신이(辛荑)

HP) Magnoliae Flos | 백목련 *Magnolia denudata* Desr. 또는 기타 동속 근연식물 (목련과 Magnoliaceae)의 꽃봉오리. 목필화(木筆花)

CP) Flos Magnoliae | 망춘화(望春花) *Magnolia biondii* Pamp., 백목련(玉蘭) *Magnolia denudata* Desr. 또는 무당옥란(武當玉蘭) *Magnolia sprengeri* Pamp. (목련과 木蘭科)의 꽃봉오리를 말린 것.

아교(阿膠)

HP) Asini Corii Colla | 당나귀 *Equus asinus* L. (말과 Equidae)의 가죽을 물로 가열한 다음 추출하여 지방을 제거하고 농축건조하여 만든 교질(膠質).

CP) Colla Corii Asini | 당나귀(驢) *Equus asinus* L. (말과 馬科)의 가죽을 건조하거나 신선한 채로 달여 농축한 교질.

아다(兒茶)

CP) Catechu | 아다(兒茶) *Acacia catechu* (L. f.) Willd. (콩과 豆科)의 껍질 벗긴 가지와 줄기를 걸쭉하게 달여서 말린 것.

아담자(鴉膽子)

CP) Fructus Bruceae | 아담자(鴉膽子) *Brucea javanica* (L.) Merr. (소태나무과 苦木科)의 잘 익은 열매를 말린 것.

아마인(亞麻仁)

KP) Lini Semen | 아마 *Linum usitatissimum* L. (아마과 Linaceae)의 잘 익은 씨.

CP) 아마자(亞麻子) Semen Lini | 아마(亞麻) *Linum usitatissimum* L. (아마과 亞麻科)의 잘 익은 씨를 말린 것.

아불식초(鵝不食草)

CP) Herba Centipedae | 중대가리풀(鵝不食草) *Centipeda minima* (L.) A. Br. et Aschers. (국화과 菊科)의 전초를 말린 것.

아선약(阿仙藥)

KP) Gambir | 아선약나무 *Uncaria gambir* Roxb. (꼭두선이과 Rubiaceae)의 잎 및 어린가지에서 얻은 건조수성엑스.

아위(阿魏)

HP) Ferulae Resina | 아위(阿魏) *Ferula assafoetida* L. 또는 기타 동속 근연식물 (산형과 Umbelliferae)의 줄기를 자른 부위에서 삼출된 수지. 훈거(熏渠)

CP) Resina Ferulae | 신강아위(新疆阿魏) *Ferula sinkiangensis* K. M. Shen 또는 부강아위(阜康阿魏) *Ferula fukanensis* K. M. Shen (산형과 傘形科)의 수지.

아출(莪朮)

KP) Curcumae Rhizoma | 봉아출(蓬莪朮) *Curcuma phaeocaulis* Val., 광서아출(廣西莪朮) *Curcuma kwangsiensis* S. G. Lee et C. F. Liang 또는 온울금(溫鬱金) *Curcuma wenyujin* Y. H. Chen et C. Ling (생강과 Zingiberaceae)의 뿌리줄기를 그대로 또는 수증기로 쪄서 말린 것.

CP) Rhizoma Curcumae | 봉아출(蓬莪朮) *Curcuma phaeocaulis* Val., 광서아출(廣西莪朮) *Curcuma kwangsiensis* S. G. Lee et C. F. Liang 또는 온울금(溫鬱金) *Curcuma wenyujin* Y. H. Chen et C. Ling (생강과 薑科)의 뿌리줄기를 말린 것.

아호노(亞乎奴)

CP) Herba Cissampelotis | 석생등(錫生藤) *Cissampelos pareira* L. var. *hirsuta* (Buch. ex DC.) Forman (새모래덩굴과 防己科)의 전초를 말린 것. 석생등(錫生藤)

안식향(安息香)

KP) Benzoinum | 안식향나무 *Styrax benzoin* Dryander 또는 백화수(白花樹) *Styrax tonkinensis* Craib ex Hart. (때죽나무과 Styracaceae)에서 얻은 수지.

CP) Benzoinum | 백화수(白花樹) *Styrax tonkinensis* (Pierre) Craib ex Hart. (때죽나무과 安息香科)의 수지를 말린 것.

압척초(鴨跖草)

CP) Herba Commelinae | 닭의장풀(鴨跖草) *Commelina communis* L. (닭의장풀과 鴨跖草科)의 지상부를 말린 것.

애엽(艾葉)

HP) Artemisiae Argyi Folium | 황해쑥 *Artemisia argyi* Lev. et Vant., 쑥 *Artemisia princeps* Pamp. var. *orientlis* Hara 또는 산쑥 *Artemisia montana* Pamp. (국화과 Compositae)의 잎 및 어린줄기. 애구초(艾灸草)

CP) Folium Artemisiae Argyi | 황해쑥(艾) *Artemisia argyi* Levl. et Vant. (국화과 菊科)의 잎을 말린 것.

앵속각(罌粟殼)

CP) Pericarpium Papaveris | 양귀비(罌粟) *Papaver somniferum* L. (양귀비과 罌粟科)의 성숙한 열매껍질을 말린 것.

KP) 아편알칼로이드염산염 아편에서 얻은 여러 종류의 중요한 아편알칼로이드의 염산염. 염산아편알칼로이드

야명사(夜明砂)

HP) Vespertilii Excrementum | 안주애기박쥐 *Vespertilio superans* Thomas 또는 기타 동속근연동물 (애기박쥐과 Vespertilionidae)의 똥. 천서시(天鼠屎)

양금화(洋金花)

CP) Flos Daturae | 흰독말풀(白花曼陀羅) *Datura metel* L. (가지과 茄科)의 꽃을 말린 것.

HP) 다투라 Daturae Folium | 독말풀 *Datura stramonium* L., 흰독말풀 *Datura metel* Nees 또는 기타 동속 근연식물 (가지과 Solanaceae)의 꽃필 때의 잎. 만타라엽(曼陀羅葉)

양기석(陽起石)

HP) Actinolitum | 규산염광물 각섬석(角閃石)군 투각섬석(透角閃石) 또는 그 이종 투섬석석면(透閃石石綿). 주로 투각섬석을 함유. 양기석(羊起石)

양두첨(兩頭尖)

CP) Rhizoma Anemones Raddeanae | 꿩의바람꽃(多被銀蓮花) *Anemone raddeana* Regel (미나리아재비과 毛茛科)의 뿌리줄기를 말린 것.

양면침(兩面針)

CP) Radix Zanthoxyli | 양면침(兩面針) *Zanthoxylum nitidum* (Roxb.) DC. (운향과 芸香科)의 뿌리를 말린 것.

양제근(羊蹄根)

HP) Rumecis Radix | 참소리쟁이 *Rumex japonicus* Houtt. 또는 기타 동속 근연식물 (여뀌과 Polygonaceae)의 뿌리. 야대황(野大黃), 양제대황(羊蹄大黃)

어교(魚膠)

HP) Piscis Colla | 대구 *Gadus macrocephalus* Tilesius (대구과 Gadidae), 철갑상어 *Acipenser sinensis* Gray (상어과 Acipenseridae) 또는 기타 근연동물의 신선한 부레를 꺼내어 혈관 및 점막을 제거하고 씻은 다음

말리어 다리미로 편평하게 한 것. 표교(鰾膠), 어표(魚鰾)

어성초(魚腥草)

HP) Houttuyniae Herba | 약모밀 *Houttuynia cordata* Thunb. (삼백초과 Saururaceae)의 개화기의 지상부. 즙채(蕺菜), 중약(重藥)

CP) Herba Houttuyniae | 약모밀(蕺菜) *Houttuynia cordata* Thunb. (삼백초과 三白草科)의 신선한 전초 또는 지상부를 말린 것.

여감자(餘甘子)

CP) Fructus Phyllanthi | 여감자(餘甘子) *Phyllanthus emblica* L. (대극과 大戟科)의 잘 익은 열매를 말린 것.

여로(藜蘆)

HP) Veratri Rhizoma et Radix | 참여로 *Veratrum nigrum* L. var. *ussuriense* Loes. f. 또는 기타 동속식물 (백합과 Liliaceae)의 뿌리줄기와 뿌리. 여로두(藜蘆頭)

여정실(女貞實)

HP) Ligustri Fructus | 당광나무 *Ligustrum lucidum* Ait. 또는 기타 동속식물 (물푸레나무과 Oleaceae)의 열매. 여정자(女貞子)

CP) 여정자(女貞子) Fructus Ligustri Lucidi | 당광나무(女貞) *Ligustrum lucidum* Ait. (물푸레나무과 木犀科)의 익은 열매를 말린 것.

여지핵(荔枝核)

HP) Litchi Semen | 여지 *Litchi chinensis* Sonn. (무환자나무과 Sapindaceae)의 씨. 여지(荔枝)

CP) Semen Litchi | 여지(荔枝) *Litchi chinensis* Sonn. (무환자나무과 無患子科)의 잘 익은 씨를 말린 것.

연교(連翹)

KP) Forsythiae Fructus | 의성개나리 *Forsythia viridissima* Lindl. 또는 연교(連翹) *Forsythia suspensa* Vahl (물푸레나무과 Oleaceae)의 열매. 열매가 막 익기 시작하여 녹색 빛이 남아있을 때 채취하여 쪄서 말린 것을 청교(青翹)라 하고, 완전히 익었을 때 채취하여 말린 것을 노교(老翹)라 함.

CP) Fructus Forsythiae | 연교(連翹) *Forsythia suspensa* (Thunb.) Vahl (물푸레나무과 木犀科)의 열매를 말린 것.

연단(鉛丹)

HP) Minium | 납(鉛)을 가공하여 만든 정제품으로 사산화연(Pb_3O_4 : 685.57) 95.0% 이상을 함유. 황단(黃丹)

연방(蓮房)

CP) Receptaculum Nelumbinis | 연꽃(蓮) *Nelumbo nucifera* Gaertn. (수련과 睡蓮科)의 꽃턱을 말린 것.

연수(蓮鬚)

CP) Stamen Nelumbinis | 연꽃(蓮) *Nelumbo nucifera* Gaertn. (수련과 睡蓮科)의 수술을 말린 것.

연자심(蓮子心)

CP) Plumula Nelumbinis | 연꽃(蓮) *Nelumbo nucifera* Gaertn. (수련과 睡蓮科)의 잘 익은 씨의 어린잎과 배근(胚根)을 말린 것.

연자육(蓮子肉)

KP) Nelumbinis Semen | 연꽃 *Nelumbo nucifera* Gaertn. (수련과 Nymphaeaceae)의 잘 익은 씨로서 그대로 또는 연심을 제거한 것. 연육(蓮肉)

CP) 연자(蓮子) Semen Nelumbinis | 연꽃(蓮) *Nelumbo nucifera* Gaertn. (수련과 睡蓮科)의 잘 익은 씨를 말린 것.

연전초(連錢草)

HP) Glechomae Herba | 긴병꽃풀 *Glechoma longituba* (Nakai) Kupr. (꿀풀과 Labiatae)의 지상부.

CP) Herba Glechomae | 긴병꽃풀(活血丹) *Glechoma longituba* (Nakai) Kupr. (꿀풀과 脣形科)의 지상부를 말린 것.

열당(列當)

HP) Orobanchis Herba | 사철쑥 *Artemisia capillaris* Thunb. 또는 기타 동속식물에 기생하는 초종용 *Orobanche coerulescens* Stephani 또는 *Orobanche pycnostachya* Hance (열당과 Orobanchaceae)의 전초. 초종용(草蓯蓉)

영릉향(零陵香)

HP) Lysimachiae Foenum-Graeci Herba | 영향풀(靈香草) *Lysimachia foenum-graeci* Hance 또는 기타 동속 근연식물 (앵초과 Primulaceae)의 전초. 훈초(薰草), 향초(香草), 영향초(靈香草)

영사(靈砂)

HP) Vermilionum | 육방정계에 속하는 적색 황화제이수은의 결정으로 말린 것을 정량할 때 적색 황화제이수은 (HgS : 232.65) 98.0% 이상을 함유. 기사(氣砂), 심홍(心紅), 이기단(二氣丹)

영실(營實)

HP) Rosae Fructus | 찔레꽃 *Rosa multiflora* Thunb. (장미과 Rosaceae)의 열매. 영실자(營實子)

영양각(羚羊角)

HP) Antelopis Cornu | 영양 *Gazella subgutturosa* (Guldenstaedt), 고비영양(高鼻羚羊) *Saiga tatarica* L. 또는 기타 근연동물 (소과 Bovidae)의 뿔. 대비영(大鼻羚)

CP) Cornu Saigae Tataricae | 고비영양(賽加羚羊) *Saiga tatarica* L. (소과 牛科)의 뿔.

영와(鈴蛙)

HP) Bombina | 무당개구리 *Bombina orientalis* Bouglenger (무당개구리과 Discoglossidae)의 몸체. 금와(錦蛙)

영지(靈芝)

HP) Ganoderma | 영지 *Ganoderma lucidum* Karsten 또는 기타 근연종 (구멍장이버섯과 Polyporaceae)의 자실체. 적지(赤芝), 흑지(黑芝), 청지(靑芝), 백지(白芝), 황지(黃芝), 자지(紫芝)

CP) Ganoderma | 영지(赤芝) *Ganoderma lucidum* (Leyss. ex. Fr.) Karst. 또는 자지(紫芝) *Ganoderma sinense* Zhao, Xu et Zhang (구멍장이버섯과 多孔菌科)의 자실체를 말린 것.

예지자(預知子)

HP) Akebiae Fructus | 으름덩굴 *Akebia quinata* Decne. 또는 기타 동속 근연식물 (으름덩굴과 Lardizabalaceae)의 잘 익은 과실. 임하부인(林下婦人), 팔월례(八月禮)

CP) 으름덩굴(木通) *Akebia quinata* (Thunb.) Decne. 이나 삼엽목통(三葉木通) *Akebia trifoliata* (Thunb.) Koidz. 또는 백목통(白木通) *Akebia trifoliata* (Thunb.) Koidz. var. *australis* (Diels) Rehd. (으름덩굴과 木通科)의 거의 잘 익은 열매를 말린 것.

오가피(五加皮)

KP) Acanthopanacis Cortex | 오갈피나무 *Acanthopanax sessiliflorum* Seeman 또는 기타 동속식물 (두릅나무과 Araliaceae)의 뿌리껍질 및 줄기껍질.

CP) Cortex Acanthopanacis | 세주오가(細柱五加) *Acanthopanax gracilistylus* W. W. Sm. (두릅나무과 五加科)의 뿌리껍질을 말린 것.

자오가(刺五加) Radix et Rhizoma seu Caulis Acanthopanacis Senticosi | 가시오갈피나무(刺五加) *Acanthopanax senticosus* (Rupr. et Maxim.) Harms (두릅나무과 五加科)의 뿌리 및 뿌리줄기나 줄기를 말린 것.

오공(蜈蚣)

HP) Scolopendrae Corpus | 왕지네 *Scolopendra subspinipes multilans* L. Koch (왕지네과 Scolopendridae)의 충체.

CP) Scolopendra | 왕지네(少棘巨蜈蚣) *Scolopendra subspinipes mutilans* L. Koch (왕지네과 蜈蚣科)를 말린 것.

오령지(五靈脂)

HP) Trogopterorum Faeces | 날쥐 *Trogopterus xanthipes* (Milne Edwards) (날쥐과 Petauristidae)의 분변(糞便). 영지(靈脂)

오매(烏梅)

KP) Mume Fructus | 매실나무 *Prunus mume* Sieb. et Zucc. (장미과 Rosaceae)의 덜 익은 열매로서 연기를 쪼인 것.

CP) Fructus Mume | 매실나무(梅) *Prunus mume* (Sieb.) Sieb. et Zucc. (장미과 薔薇科)의 거의 잘 익은 열매를 말린 것.

매화(梅花) Flos Mume | 매실나무(梅) *Prunus mume* (Sieb.) Sieb. et Zucc. (장미과 薔薇科)의 꽃봉오리를 말린 것.

오미자(五味子)

KP) Schisandrae Fructus | 오미자 *Schisandra chinensis* Baill. (오미자과 Schisandraceae)의 잘 익은 열매.

CP) Fructus Schisandrae Chinensis | 오미자(五味子) *Schisandra chinensis* (Turcz.) Baill. (목련과 木蘭科)의 잘 익은 열매를 말린 것.

남오미자(南五味子) Fructus Schisandrae Sphenantherae | 화중오미자(華中五味子) *Schisandra sphenonthera* Rehd. et Wils. (목련과 木蘭科)의 잘 익은 열매를 말린 것.

오배자(五倍子)

KP) Galla Rhois | 붉나무 *Rhus javanica* L., 청부양(青麩楊) *Rhus potaninii* Maxim. 또는 홍부양(紅麩楊) *Rhus punjabensis* Stew. var. *sinica* Rehd. et Wils. (옻나무과 Anacardiaceae)의 잎 위에 주로 오배자면충 *Schlechtendalia chinensis* Bell (면충과 Pemphigidae)이 기생하여 만든 벌레집. 외형에 따라 두배(肚倍)와 각배(角倍)로 나뉨.

CP) Galla Chinensis | 붉나무(鹽膚木) *Rhus chinensis* Mill., 청부양(青麩楊) *Rhus potaninii* Maxim. 또는 홍부양(紅麩楊) *Rhus punjabensis* Stew. var. *sinica* (Diels) Rehd. et Wils. (옻나무과 漆樹科)의 잎에 생긴 벌레혹으로, 주로 오배자아(五倍子蚜) *Melaphis chinensis* (Bell) Baker 가 기생하여 형성된 것.

오수유(吳茱萸)

KP) Evodiae Fructus | 오수유(吳茱萸) *Evodia rutaecarpa* Benth., 석호(石虎) *Evodia rutaecarpa* Benth. var. *officinalis* Huang 또는 소모오수유(疎毛吳茱萸) *Evodia rutaecarpa* Benth. var. *bodinieri* Huang (운향과 Rutaceae)의 열매로서 거의 익어 벌어지기 전에 채취한 것.

CP) Fructus Evodiae | 오수유(吳茱萸) *Evodia rutaecarpa* (Juss.) Benth., 석호(石虎) *Evodia rutaecarpa* (Juss.) Benth. var. *officinalis* (Dode) Huang 또는 소모오수유(疏毛吳茱萸) *Evodia rutaecarpa* (Juss.) Benth. var. *bodinieri* (Dode) Huang (운향과 芸香科)의 거의 잘 익은 열매를 말린 것.

HP) 오수유감초자(吳茱萸甘草煮) Evodiae Fructus Preparata cum Glycyrrhizae Radix | 오수유를 포제법의 자법(煮法)에 따라감초를 사용하여 가공한 것. 제오수유(製吳茱萸)

오수유염자(吳茱萸鹽炙) Evodiae Fructus Preparata cum Sal | 오수유를 포제법의 염자법(鹽炙法)에 따라 가공한 것. 염오수유(鹽吳茱萸)

오약(烏藥)

KP) Linderae Radix | 오약(烏藥) *Lindera strichnifolia* Fernandez-Villar (녹나무과 Lauraceae)의 뿌리.

CP) Radix Linderae | 오약(烏藥) *Lindera aggregata* (Sims) Kosterm. (녹나무과 樟科)의 덩이뿌리를 말린 것.

오초사(烏梢蛇)

CP) Zaocys | 오초사(烏梢蛇) *Zaocys dhumnades* (Cantor) (뱀과 游蛇科)를 말린 것.

옥촉서예(玉蜀黍蕊)

HP) Maydis Stigma | 옥수수 *Zea mays* L. (벼과 Gramineae)의 신선한 화주(花柱)와 주두(柱頭). 옥미수(玉米鬚)

와릉자(瓦楞子)

HP) Arcae Concha | 꼬막 *Tegillarca granosa* L. 또는 기타 동속조개 (꼬막조개과 Arcidae)의 껍질. 와롱자(瓦壟子), 괴합(魁蛤), 감(蚶)

CP) Concha Arcae | 모감(毛蚶) *Arca subcrenata* Lischke, 이감(泥蚶) *Arca granosa* L. 또는 괴감(魁蚶) *Arca inflata* Reeve (꼬막조개과 蚶科)의 패각.

와송(瓦松)

HP) Orostachys Herba | 바위솔 *Orostachys japonicus* A. Berg. 또는 기타 동속식물 (돌나물과 Crassulaceae)의 전초. 작엽하초(昨葉荷草), 와상(瓦霜)

CP) Herba Orostachyis Fimbriati | 와송(瓦松) *Orostachys fimbriatus* (Turcz.) Berg. (돌나물과 景天科)의 지상부를 말린 것.

왕불류행(王不留行)

HP) Melandrii Herba | 장구채 *Melandrium firmum* Rohrbach 또는 기타 동속 근연식물 (석죽과 Caryophyllaceae)의 열매가 익었을 때의 지상부. 불류행(不留行), 왕불류(王不留)

CP) Semen Vaccariae | 맥람채(麥藍菜) *Vaccaria segetalis* (Neck.) Garcke (석죽과 石竹科)의 익은 씨앗을 말린 것.

왜지다(矮地茶)

CP) Herba Ardisiae Japonicae | 자금우(紫金牛) *Ardisia japonica* (Thunb.) Bl. (자금우과 紫金牛科)의 전초를 말린 것.

요사(硇砂)

HP) Sal Ammoniac | 할로겐화광물 요사군 요사의 결정체 또는 이를 정제한 것. 주로 염화암모늄(NH_4Cl : 53.49)을 함유. 북정사(北庭砂)

요양화(鬧羊花)

CP) Flos Rhododendri Mollis | 양척촉(羊躑躅) *Rhododendron molle* G. Don (철쭉과 杜鵑花科)의 꽃을 말린 것.

용골(龍骨)

KP) Fossilia Ossis Mastodi | 큰 포유동물의 화석화된 뼈로서 주로 탄산칼슘으로 구성되어 있음.

용규(龍葵)

HP) Solani Nigri Herba | 까마중 *Solanum nigrum* L. (가지과 Solanaceae)의 전초.

용뇌(龍腦)

HP) Borneolum | 용뇌향(龍腦香) *Dryobalanops aromatica* Gaertn. (용뇌향과 Dipterocarpaceae)의 수간창구에서 흘러 나온 수지 또는 수간과 가지를 썰어 수증기 증류하여 얻은 백색의 결정체. 빙편(氷片)

　　장뇌(樟腦) Camphorum | 녹나무 *Cinnamomum camphora* (L.) Nees et Ebermair (녹나무과 Lauraceae)의 목부, 가지, 잎을 절단하여 수증기증류하여 얻은 장뇌유(樟腦油)를 냉각시켜 석출한 결정체. 용뇌향(龍腦香)

CP) 천연빙편(天然冰片) Borneolum | 녹나무(樟) *Cinnamomum camphora* (L.) Presl (녹나무과 樟科)의 신선한 가지와 잎을 가공하여 얻은 결정. 우선용뇌(右旋龍腦)

　　빙편(冰片) Borneolum Syntheticum | $C_{10}H_{18}O$: 154.25. 합성용뇌(合成龍腦)

용담(龍膽)

KP) Gentianae scabrae Radix et Rhizoma | 용담 *Gentiana scabra* Bge., 과남풀 *Gentiana triflora* Pall. 또는 조엽용담(條葉龍膽) *Gentiana manshurica* Kitag. (용담과 Gentianaceae)의 뿌리 및 뿌리줄기. 초용담(草龍膽)

CP) Radix et Rhizoma Gentianae | 조엽용담(條葉龍膽) *Gentiana manshurica* Kitag., 용담(龍膽) *Gentiana scabra* Bge., 과남풀(三花龍膽) *Gentiana triflora* Pall. 또는 견용담(堅龍膽) *Gentiana rigescens* Franch. (용담과 龍膽科)의 뿌리 및 뿌리줄기를 말린 것.

용아초(龍牙草)

HP) Agrimoniae Herba | 짚신나물 *Agrimonia pilosa* Ledeb. 또는 기타 동속식물 (장미과 Rosaceae)의 전초. 선학초(仙鶴草), 낭아(狼牙)

CP) 선학초(仙鶴草) Herba Agrimoniae | 짚신나물(龍芽草) *Agrimonia pilosa* Ledeb. (장미과 薔薇科)의 지상부를 말린 것.

용안육(龍眼肉)

KP) Longan Arillus | 용안(龍眼) *Dimocarpus longan* Lour. (무환자나무과 Sapindaceae)의 헛씨껍질.

CP) Arillus Longal | 용안(龍眼) *Dimocarpus longan* Lour. (무환자나무과 無患子科)의 헛씨껍질.

우담(牛膽)

HP) Fel Tauri | 소 *Bos taurus domesticus* Gmelin 또는 물소 *Bubalus bubalis* L. (소과 Bovidae)의 쓸개.

우방근(牛蒡根)

HP) Arctii Radix | 우엉 *Arctium lappa* L. (국화과 Compositae)의 뿌리. 악실근(惡實根), 서점근(鼠粘根)

우방자(牛蒡子)

KP) Arctii Fructus | 우엉 *Arctium lappa* L. (국화과 Compositae)의 잘 익은 열매.

CP) Fructus Arctii | 우엉(牛蒡) *Arctium lappa* L. (국화과 菊科)의 잘 익은 열매를 말린 것.

우슬(牛膝)

KP) Achyranthis Radix | 쇠무릎 *Achyranthes japonica* Nakai 또는 우슬(牛膝) *Achyranthes bidentata* Bl. (비름과

Amaranthaceae)의 뿌리.

CP) Radix Achyranthis Bidentatae | 우슬(牛膝) *Achyranthes bidentata* Bl. (비름과 莧科)의 뿌리를 말린 것.
천우슬(川牛膝) Radix Cyathulae | 천우슬(川牛膝) *Cyathula officinalis* Kitan (비름과 莧科)의 뿌리를 말린 것.

우여량(禹餘粮)

CP) Limonitum | 수산화물류(氫氧化物類) 광물인 갈철광(褐鐵鑛)으로, 주로 옥시수산화철[FeO(OH)].

우절(藕節)

HP) Nelumbinis Rhizomatis Nodus | 연꽃 *Nelumbo nucifera* Gaertn. (수련과 Nymphaeaceae)의 뿌리줄기의 마디. 연근(蓮根)

CP) Nodus Nelumbinis Rhizomatis | 연꽃(蓮) *Nelumbo nucifera* Gaertn. (수련과 睡蓮科)의 뿌리줄기 마디 부분을 말린 것.

우황(牛黃)

KP) Bovis Calculus | 소 *Bos taurus* L. var. *domesticus* Gmelin (소과 Bovidae)의 담낭 중에 생긴 결석.

CP) Calculus Bovis | 소(牛) *Bos taurus domesticus* Gmelin (소과 牛科)의 담결석을 말린 것.
체외배육우황(體外培育牛黃) Calculus Bovis Sativus | 소(牛) *Bos taurus domesticus* Gmelin (소과 牛科)의 신선한 담즙에 환원담즙산, 담즙산, 복합빌리루빈칼슘 등을 가하여 만든 것.
인공우황(人工牛黃) Calculus Bovis Artifactus | 소의 담즙을 가공한 것(牛膽粉)에 담즙산(膽酸), 히오디옥시콜산(猪去氧膽酸), 타우린(牛磺酸), 빌리루빈(膽紅素), 콜레스테롤(膽固醇), 미량원소 등을 가해 가공한 것.

욱리인(郁李仁)

HP) Pruni Nakaii Semen | 이스라지 *Prunus nakii* Leveille 또는 양이스라지나무 *Prunus humillis* Bge. (장미과 Rosaceae)의 씨. 욱자(郁子)

CP) Semen Pruni | 양이스라지나무(歐李) *Prunus humilis* Bge., 욱리(郁李) *Prunus japonica* Thunb. 또는 장병편도(長柄扁桃) *Prunus pedunculata* Maxim. (장미과 薔薇科)의 잘 익은 씨를 말린 것.

운대자(蕓薹子)

HP) Brassicae Semen | 유채 *Brassica campestris* subsp. *napus* var. *nippo-oleifera* Makino (십자화과 Cruciferae)의 씨. 유채자(油菜子)

운모(雲母)

HP) Muscovitum | 규산염광물 운모군 백운모(白雲母). 주로 규산알루미늄칼륨[KAl$_2$(AlSi$_3$O$_{10}$)(OH)$_2$]을 함유. 운모석(雲母石)

운지(雲芝)

CP) Coriolus | 채융혁개균(彩絨革蓋菌) *Coriolus versicolor* (L. ex Fr.) Quel (구멍장이버섯과 多孔菌科)의

자실체를 말린 것.

울금(鬱金)

KP) Curcumae Radix | 온울금(溫鬱金) *Curcuma wenyujin* Y. H. Chen et C. Ling. 강황(薑黃) *Curcuma longa* L., 광서아출(廣西莪朮) *Curcuma kwangsiensis* S. G. Lee et C. F. Liang 또는 봉아출(蓬莪朮) *Curcuma phaeocaulis* Val. (생강과 Zingiberaceae)의 덩이뿌리로서 그대로 또는 주피를 제거하고 쪄서 말린 것.

CP) Radix Curcumae | 온울금(溫鬱金) *Curcuma wenyujin* Y. H. Chen et C. Ling, 강황(薑黃) *Curcuma longa* L., 광서아출(廣西莪朮) *Curcuma kwangsiensis* S. G. Lee et C. F. Liang 또는 봉아출(蓬莪朮) *Curcuma phaeocaulis* Val. (생강과 薑科)의 덩이뿌리를 말린 것.

웅담(熊膽)

HP) Fel Ursi | 불곰 *Ursus arctos* L. 또는 기타 근연동물 (곰과 Ursidae)의 담즙을 말린 것.

웅황(雄黃)

HP) Realgar | 황화광물 웅황군 계관석(鷄冠石). 정량할 때 이황화비소(As_2S_2 : 213.97) 90.0% 이상을 함유. 석웅황(石雄黃)

CP) Realgar | 황화물류(硫化物類) 광물인 웅황족(雄黃族) 웅황(雄黃)으로, 주로 이황화비소(As_2S_2).

원지(遠志)

KP) Polygalae Radix | 원지 *Polygala tenuifolia* Willd. (원지과 Polygalaceae)의 뿌리.

CP) Radix Polygalae | 원지(遠志) *Polygala tenuifolia* Willd. 또는 두메애기풀(卵葉遠志) *Polygala sibirica* L. (원지과 遠志科)의 뿌리를 말린 것.

HP) 원지감초자(遠志甘草煮) Polygalae Radix Preparata cum Glycyrrhizae Radix | 원지를 포제법의 자법(煮法)에 따라 감초를 사용하여 가공한 것. 제원지(製遠志)

원지밀자(遠志蜜炙) Polygalae Radix Preparata cum Mel | 원지를 포제법의 밀자법(蜜炙法)에 따라 가공한 것. 밀원지(蜜遠志)

원화(芫花)

HP) Genkwa Flos | 팥꽃나무 *Daphne genkwa* Sieb. et Zucc. (팥꽃나무과 Thymeleaceae)의 꽃봉오리.

CP) Flos Genkwa | 팥꽃나무(芫花) *Daphne genkwa* Sieb. et Zucc. (팥꽃나무과 瑞香科)의 꽃봉오리를 말린 것.

월계화(月季花)

CP) Flos Rosae Chinensis | 월계화(月季) *Rosa chinensis* Jacq. (장미과 薔薇科)의 꽃을 말린 것.

위령선(威靈仙)

HP) Clematidis Radix | 으아리 *Clematis mandshurica* Rupr. 또는 기타 동속 근연식물 (미나리아재비과 Ranunculaceae)의 뿌리. 철선연(鐵線連)

CP) Radix et Rhizoma Clematidis | 위령선(威靈仙) *Clematis chinensis* Osbeck, 좁은잎사위질빵(棉團鐵線蓮)

Clematis hexapetala Pall. 또는 으아리(東北鐵線蓮) *Clematis manshurica* Rupr. (미나리아재비과 毛茛科) 의 뿌리와 뿌리줄기를 말린 것.

위릉채(委陵菜)

HP) Potentillae Radix | 딱지 *Potentilla chinensis* Ser. (장미과 Rosaceae)의 뿌리 또는 전초. 근두채(根頭菜)

CP) Herba Potentillae Chinensis | 딱지(委陵菜) *Potentilla chinensis* Ser. (장미과 薔薇科)의 전초를 말린 것.

위유(萎蕤)

HP) Polygonati Odorati Rhizoma | 둥굴레 *Polygonatum odoratum* Druce var. *pluriflorum* Ohwi 또는 기타 동속 근연식물 (백합과 Liliaceae)의 뿌리줄기. 옥죽(玉竹)

CP) 옥죽(玉竹) Rhizoma Polygonati Odorati | 옥죽(玉竹) *Polygonatum odoratum* (Mill.) Druce (백합과 百合科) 의 뿌리줄기를 말린 것.

유기노(劉寄奴)

HP) Artemisiae Anomalae Herba | 기호(奇蒿) *Artemisia anomala* S. Moore (국화과 Compositae)의 전초. 김기노 (金寄奴)

유백피(楡白皮)

HP) Ulmi Cortex | 느릅나무 *Ulmus macrocarpa* Hance (느릅나무과 Ulmaceae)의 코르크층을 벗긴 수피.

유인(蕤仁)

CP) Nux Prinsepiae | 유핵(蕤核) *Prinsepia uniflora* Bat. 또는 치엽편핵목(齒葉扁核木) *Prinsepia uniflora* Bat. var. *serrata* Rehd. (장미과 薔薇科)의 잘 익은 과핵(果核)을 말린 것.

유향(乳香)

HP) Olibanum | 유향나무 *Boswellia carterii* Birdwood 또는 기타 동속 근연식물 (감람나무과 Burseraceae)의 간피(幹皮)에 상처를 내어 얻은 수지. 명향(明香)

육계(肉桂)

KP) Cinnamomi Cortex | 육계(肉桂) *Cinnamomum cassia* Presl (녹나무과 Lauraceae)의 줄기껍질로서 그대로 또는 주피를 다소 제거한 것.

CP) Cortex Cinnamomi | 육계(肉桂) *Cinnamomum cassia* Presl (녹나무과 樟科)의 줄기껍질을 말린 것.

HP) 계심(桂心) Cassiae Cortex Interior | 육계(肉桂) *Cinnamomum cassia* Bl. 또는 기타 동속 근연식물 (녹나무과 Lauraceae)의 간피(幹皮)에서 주피와 내피의 얇은 층을 벗기어낸 것.

육두구(肉豆蔻)

KP) Myristicae Semen | 육두구(肉豆蔻) *Myristica fragrans* Houtt. (육두구과 Myristicaceae)의 잘 익은 씨.

CP) Semen Myristicae | 육두구(肉豆蔻) *Myristica fragrans* Houtt. (육두구과 肉豆蔻科)의 씨를 말린 것.

육종용(肉蓯蓉)

HP) Cistanchis Herba | 육종용(肉蓯蓉) *Cistanche deserticola* Y. C. Ma 또는 기타 동속 근연식물 (열당과 Orobanchaceae)의 육질경(肉質莖). 육송용(肉松蓉)

CP) Herba Cistanches | 육종용(肉蓯蓉) *Cistanche deserticola* Y. C. Ma 또는 관화육종용(管花肉蓯蓉) *Cistanche tubulosa* (Schrenk) Wight (열당과 列當科)의 비늘잎이 달린 육질경을 말린 것.

율초(葎草)

HP) Humuli Herba | 한삼덩굴 *Humulus japonicus* Sieb. et Zucc. (뽕나무과 Moraceae)의 지상부. 늑초(勒草)

은박(銀箔)

HP) Argentum | 원소광물 은군 자연은을 압착하여 만든 박편. 정량할 때 은(Ag : 107.87) 99.0% 이상을 함유. 은박지(銀箔紙)

은시호(銀柴胡)

HP) Gypsophilae Radix | 대나물 *Gypsophila oldhamiana* Miq. (석죽과 Caryophyllaceae)의 뿌리.

CP) Radix Stellariae | 은시호(銀柴胡) *Stellaria dichotoma* L. var. *lanceolata* Bge. (석죽과 石竹科)의 뿌리를 말린 것.

은행엽(銀杏葉)

KP) Ginkgo Folium | 은행나무 *Ginkgo biloba* L. (은행나무과 Ginkgoaceae)의 잎.

CP) Folium Ginkgo | 은행나무(銀杏) *Ginkgo biloba* L. (은행나무과 銀杏科)의 잎을 말린 것.

음양곽(淫羊藿)

KP) Epimedii Herba | 삼지구엽초 *Epimedium koreanum* Nakai, 음양곽(淫羊藿) *Epimedium brevicornum* Maxim., 유모음양곽(柔毛淫羊藿) *Epimedium pubescens* Maxim., 무산음양곽(巫山淫羊藿) *Epimedium wush-anense* T. S. Ying 또는 전엽음양곽(箭葉淫羊藿) *Epimedium sagittatum* Maxim. (매자나무과 Berberidaceae)의 지상부.

CP) Herba Epimedii | 음양곽(淫羊藿) *Epimedium brevicornum* Maxim., 전엽음양곽(箭葉淫羊藿) *Epimedium sagittatum* (Sieb. et Zucc.) Maxim., 유모음양곽(柔毛淫羊藿) *Epimedium pubescens* Maxim., 무산음양곽 (巫山淫羊藿) *Epimedium wushanense* T. S. Ying 또는 삼지구엽초(朝鮮淫羊藿) *Epimedium koreanum* Nakai (매자나무과 小蘗科)의 지상부를 말린 것.

의이인(薏苡仁)

KP) Coicis Semen | 율무 *Coix lacryma-jobi* L. var. *ma-yuen* Stapf (벼과 Gramineae)의 잘 익은 씨로서 씨껍질을 제거한 것.

CP) Semen Coicis | 율무(薏苡) *Coix lacryma-jobi* L. var. *mayuen* (Roman.) Stapf (벼과 禾本科)의 성숙한 씨를 말린 것.

익모초(益母草)

KP) Leonuri Herba | 익모초 *Leonurus japonicus* Houtt. (꿀풀과 Labiatae)의 지상부로서 꽃이 피기 전 또는 꽃이 필 때 채취한 것.

CP) Herba Leonuri | 익모초(益母草) *Leonurus japonicus* Houtt. (꿀풀과 脣形科)의 신선한 지상부 또는 그것을 말린 것.

익지(益智)

KP) Alpiniae Oxyphyllae Fructus | 익지(益智) *Alpinia oxyphylla* Miq. (생강과 Zingiberaceae)의 열매.

CP) Fructus Alpiniae Oxyphyllae | 익지(益智) *Alpinia oxyphylla* Miq. (생강과 薑科)의 잘 익은 열매를 말린 것.

인도사목(印度蛇木)

HP) Rauwolfia Radix | 인도사목 *Rauwolfia serpentina* Benth. 또는 기타 동속 근연식물 (협죽도과 Apocynaceae)의 뿌리.

인동(忍冬)

KP) Lonicerae Folium et Caulis | 인동덩굴 *Lonicera japonica* Thunb. (인동과 Caprifoliaceae)의 잎 및 덩굴성 줄기.

CP) 인동등(忍冬藤) Caulis Lonicerae Japonicae | 인동덩굴(忍冬) *Lonicera japonica* Thunb. (인동과 忍冬科)의 줄기와 가지를 말린 것.

인삼(人蔘)

KP) Ginseng Radix | 인삼 *Panax ginseng* C. A. Mey. (두릅나무과 Araliaceae)의 뿌리로서 그대로 또는 가는 뿌리와 코르크층을 제거한 것.

CP) Radix et Rhizoma Ginseng | 인삼(人參) *Panax ginseng* C. A. Mey. (두릅나무과 五加科)의 뿌리줄기를 말린 것.

HP) 미삼(尾參) Ginseng Radix Palva | 인삼 *Panax ginseng* C. A. Mey. (두릅나무과 Araliaceae)의 가는 뿌리.

인삼엽(人參葉)

CP) Folium Ginseng | 인삼(人參) *Panax ginseng* C. A. Mey. (두릅나무과 五加科)의 잎을 말린 것.

인진호(茵蔯蒿)

HP) Artemisiae Capillaris Herba | 사철쑥 *Artemisia capillaris* Thunb. (국화과 Compositae)의 지상부. 봄에 채취한 것을 '면인진(綿茵蔯)'이라 하고, 가을에 채취한 것을 '인진호(茵蔯蒿)'라 함. 인진(茵蔯)

CP) 인진(茵蔯) Herba Artemisiae Scopariae | 비쑥(濱蒿) *Artemisia scoparia* Waldst. et Kit. 또는 사철쑥(茵蔯蒿) *Artemisia capillaris* Thunb. (국화과 菊科)의 지상부를 말린 것.

HP) 한인진(韓茵蔯) Artemisiae Iwayomogii Herba | 더위지기 *Artemisia iwayomogi* Kitamura (국화과 Compositae)의 지상부.

임자(荏子)

HP) Perillae Japonicae Semen | 들깨 *Perilla frutescens* Britt. var. *japonica* Hara (꿀풀과 Labiatae)의 씨. 백소자(白蘇子), 옥소자(玉蘇子)

자근(紫根)

KP) Lithospermi Radix | 지치 *Lithospermum erythrorhizon* Sieb. et Zucc., 신강자초(新疆紫草) *Arnebia euchroma* Johnst. 또는 내몽자초(內蒙紫草) *Arnebia guttata* Bge. (지치과 Boraginaceae)의 뿌리.

CP) 자초(紫草) Radix Amebiae | 신강자초(新疆紫草) *Arnebia euchroma* (Royle) Johnst. 또는 내몽자초(內蒙紫草) *Arnebia guttata* Bge. (지치과 紫草科)의 뿌리를 말린 것.

자석(磁石)

HP) Magenetitum | 산화광물 첨정석군 자철석. 주로 사산화삼철(Fe_3O_4 : 231.54)을 함유. 모자석(毛磁石), 지남석(指南石), 영자석(靈磁石)

CP) Magnetitum | 산화물류(氧化物類) 광물인 첨정석족(尖晶石族) 자철광(磁鐵礦)으로, 주로 사산화삼철(Fe_3O_4).

자석영(紫石英)

HP) Fluoritum | 할로겐화광물 형석군 형석. 주로 칼슘플로리드(CaF_2 : 78.07)를 함유. 형석(螢石)

CP) Fluoritum | 플루오르화물류(氟化物類) 광물인 형석족(螢石族) 형석(螢石)으로, 주로 플루오르화칼슘(CaF_2).

자소경(紫蘇梗)

CP) Caulis Perillae | 자소(紫蘇) *Perilla frutescens* (L.) Britt. (꿀풀과 脣形科)의 줄기를 말린 것.

자소엽(紫蘇葉)

KP) Perillae Folium | 차즈기 *Perilla frutescens* Britt. var. *acuta* Kudo 또는 주름소엽 *Perilla frutescens* Britt. var. *crispa* Decne. (꿀풀과 Labiatae)의 잎 및 끝가지.

CP) Folium Perillae | 자소(紫蘇) *Perilla frutescens* (L.) Britt. (꿀풀과 脣形科)의 잎 또는 여린 가지가 달린 잎을 말린 것.

자소자(紫蘇子)

HP) Perillae Semen | 소엽 *Perilla frutescens* Britt. var. *acuta* (Thunb.) Kudo 또는 주름소엽 *Perilla frutescens* Britt. var. *crispa* Decne. (꿀풀과 Labiatae)의 씨. 소자(蘇子)

CP) Fructus Perillae | 자소(紫蘇) *Perilla frutescens* (L.) Britt. (꿀풀과 脣形科)의 잘 익은 열매를 말린 것.

자실(梓實)

HP) Catalpae Fructus | 개오동 *Catalpa ovata* G. Don 또는 *Catalpa bungei* C. A. Mey. (능소화과 Bigoniaceae)의 열매.

자연동(自然銅)

HP) Pyritum | 황화광물 황철석군 황철석. 주로 이황화철(FeS_2 : 119.97)을 함유. 산골(山骨), 석수연(石髓鉛)

CP) Pyritum | 황화물류(硫化物類) 광물인 황철광족(黃鐵鑛族) 황철광(黃鐵鑛)으로, 주로 이황화철(FeS₂).

자완(紫菀)

KP) Asteris Radix | 개미취 *Aster tataricus* L. f. (국화과 Compositae)의 뿌리.

CP) Radix et Rhizoma Asteris | 개미취(紫菀) *Aster tataricus* L. f. (국화과 菊科)의 뿌리와 뿌리줄기를 말린 것.

자충(䗪蟲)

HP) Eupolyphaga | 지별(地鱉) *Eupolyphaga sinensis* Walker 또는 기타 근연동물 (바퀴과 Blattidae)의 암벌레. 지별(地鱉), 토별(土鱉)

CP) 토별충(土鱉蟲) Eupolyphaga seu Steleophaga | 지별(地鱉) *Eupolyphaga sinensis* Walker 또는 기지별(冀地鱉) *Steleophaga plancyi* (Boleny) (바퀴과 鱉蠊科) 암컷을 말린 것. 자충(䗪蟲)

자하거(紫河車)

CP) Placenta Hominis | 건강한 사람의 태반을 말린 것.

자화지정(紫花地丁)

HP) Violae Herba | 제비꽃 *Viola mandshurica* Baker 또는 호제비꽃 *Viola yezoensis* Makino (제비꽃과 Violaceae)의 전초.

CP) Herba Violae | 호제비꽃(紫花地丁) *Viola yedoensis* Makino (제비꽃과 菫菜科)의 전초를 말린 것.

자황(雌黃)

HP) Orpimentum | 천연석으로 덩어리 모양이며 황색을 띠는 광물. 자황정(雌黃精)

작약(芍藥)

KP) Paeoniae Radix | 작약 *Paeonia lactiflora* Pall. 또는 기타동속근연식물 (작약과 Paeoniaceae)의 뿌리.

CP) 백작(白芍) Radix Paeoniae Alba | 작약(芍藥) *Paeonia lactiflora* Pall. (미나리아재비과 毛茛科)의 뿌리를 말린 것.

적작(赤芍) Radix Paeoniae Rubra | 작약(芍藥) *Paeonia lactiflora* Pall. 또는 천적작(川赤芍) *Paeonia veitchii* Lynch (미나리아재비과 毛茛科)의 뿌리를 말린 것.

잠사(蠶沙)

HP) Bombycis Excrementum | 누에 *Bombyx mori* (L.) (누에과 Bombycidae)가 2~3 잠을 잘 때 배설한 똥. 잠분(蠶糞)

저담(猪膽)

HP) Suilus Fel | 멧돼지 *Sus scrofa* L. (멧돼지과 Suidae)의 담즙.

CP) 저담분(猪膽粉) Pulvis Fellis Suis | 돼지(猪) *Sus scrofa domestica* Brisson. (멧돼지과 猪科)의 담즙을 말린 것.

저령(猪苓)

KP) Polyporus | 저령(猪苓) *Polyporus umbellatus* Fries (구멍장이버섯과 Polyporaceae)의 균핵.

CP) Polyporus | 저령(猪苓) *Polyporus umbellatus* (Pers.) Fires (구멍장이버섯과 多孔菌科)의 균핵을 말린 것.

저마근(苧麻根)

HP) Boehmeriae Radix | 모시풀 *Boehmeria frutescens* Thunb. (쐐기풀과 Urticaceae)의 뿌리. 저근(苧根), 저마 (苧麻)

저백피(樗白皮)

HP) Ailanthi Radicis Cortex | 가중나무 *Ailanthus altissima* Swingle (소태나무과 Simarubaceae)의 주피를 제거한 수피 또는 근피. 저피(樗皮)

CP) 춘피(椿皮) Cortex Ailanthi | 가중나무(臭椿) *Ailanthus altissima* (Mill.) Swingle (소태나무과 苦木科)의 근피나 수피를 말린 것.

저실자(楮實子)

HP) Broussonetiae Fructus | 꾸지나무 *Broussonetia papyrifera* (L.) Vent. 또는 닥나무 *Broussonetia kazinoki* Sieb. (뽕나무과 Moraceae)의 여문 열매.

CP) Fructus Broussonetiae | 꾸지나무(構樹) *Broussonetia papyrifera* (L.) Vent. (뽕나무과 桑科)의 잘 익은 열매를 말린 것.

적석지(赤石脂)

HP) Halloysitum Rubrum | 규산염광물 다수고령토군 다수고령토. 주로 규산알루미늄수화물[$Al_4(Si_4O_{10})(OH)_8 \cdot 4H_2O$]를 함유. 적석토(赤石土)

CP) Halloysitum Rubrum | 규산염류(硅酸鹽類) 광물인 다수고령석족(多水高嶺石族) 다수고령석(多水高嶺石)으로, 주로 규산알루미늄수화물[$Al_4(Si_4O_{10})(OH)_8 \cdot 4H_2O$].

적설초(積雪草)

CP) Herba Centellae | 병풀(積雪草) *Centella asiatica* (L.) Urb. (산형과 傘形科)의 전초를 말린 것.

적소두(赤小豆)

HP) Phaseoli Angularis Semen | 팥 *Phaseolus angularis* Wight 또는 덩굴팥 *Phaseolus calcaratus* Roxb. (콩과 Leguminosae)의 씨. 적두(赤豆)

CP) Semen Phaseoli | 덩굴팥(赤小豆) *Phaseolus calcaratus* Roxb. 또는 팥(赤豆) *Phaseolus angularis* Wight (콩과 豆科)의 잘 익은 씨를 말린 것.

적전(赤箭)

HP) Gastrodiae Herba | 천마 *Gastrodia elata* Bl. (난초과 Orchidaceae)의 지상부. 적전지(赤箭芝)

전가초(顚茄草)

CP) Herba Belladonnae | 전가(顚茄) *Atropa belladonna* L. (가지과 茄科)의 전초를 말린 것.

KP) 벨라돈나근 Belladonnae Radix | 벨라돈나 *Atropa belladonna* L. (가지과 Solanaceae)의 뿌리. [별] 벨라돈나 엑스

전갈(全蝎)

HP) Scorpio | 감갈 *Buthus martensii* Karsch (전갈과 Buthidae)을 끓는 물이나 끓는 소금물에 잠깐 담그었다가 말린 것. 전충(全虫)

CP) Scorpio | 감갈(東亞鉗蝎) *Buthus martensii* Karsch (전갈과 鉗蝎科)를 말린 것.

전호(前胡)

HP) Angelicae Decursivae Radix | 바디나물 *Angelica decursiva* Franch. et Savatier(=*Peucedanum decursivum* Maxim.), 또는 백화전호(白花前胡) *Peucedanum praeruptorum* Dunn (산형과 Umbelliferae)의 뿌리. 전호 (全胡)

CP) Radix Peucedani | 백화전호(白花前胡) *Peucedanum praeruptorum* Dunn (산형과 傘形科)의 뿌리를 말린 것.

접골목(接骨木)

HP) Sambuci Lignum | 딱총나무 *Sambucus williamsii* var. *coreana* Nakai (인동과 Caprifoliaceae)의 줄기 및 가지. 속골목(續骨木)

정공등(丁公藤)

HP) Erycibae Caulis | 정공등(丁公藤) *Erycibe obtusifolia* Benth. 또는 광엽정공등(光葉丁公藤) *Erycibe schmidtii* Craib (메꽃과 Convolvulaceae)의 덩굴줄기. 포공등(包公藤)

CP) Caulis Erycibes | 정공등(丁公藤) *Erycibe obtusifolia* Benth. 또는 광엽정공등(光葉丁公藤) *Erycibe schmidtii* Craib (메꽃과 旋花科)의 덩굴줄기를 말린 것.

정력자(葶藶子)

HP) Drabae Semen | 꽃다지 *Draba nemorosa* L. var. *hebecarpa* Ledeb. 또는 다닥냉이 *Lepidium apetalum* Willd. (십자화과 Cruciferae)의 씨. 정력(丁藶)

CP) Semen Lepidii, Semen Descurainiae | 다닥냉이(獨行菜) *Lepidium apetalum* Willd. 또는 재쑥(播娘蒿) *Descurainia sophia* (L.) Webb ex Prantl (십자화과 十字花科)의 잘 익은 씨를 말린 것.

정류(檉柳)

HP) Tamaricis Ramulus | 위성류 *Tamarix juniperina* Bge. (위성류과 Tamaricaceae)의 어린가지와 잎. 적정류(赤檉柳), 적류(赤柳)

CP) 서하류(西河柳) Cacumen Tamaricis | 위성류(檉柳) *Tamarix chinensis* Lour. (위성류과 檉柳科)의 여린 가지와 잎을 말린 것.

정향(丁香)

KP) Syzygii Flos | 정향(丁香) *Syzygium aromaticum* Merr. et Perry (도금양과 Myrtaceae)의 꽃봉오리. 정자(丁子)

CP) Flos Caryophylli | 정향(丁香) *Eugenia caryophyllata* Thunb. (도금양과 桃金娘科)의 꽃봉오리를 말린 것.
　　모정향(母丁香) Fructus Caryophylli | 정향(丁香) *Eugenia caryophyllata* Thunb. (도금양과 桃金娘科)의 거의 익은 열매.

제니(薺苨)

HP) Remotiflori Radix | 모시대 *Adenophora remotiflorus* Miq. (초롱꽃과 Campanulaceae)의 뿌리.

제조(蠐螬)

HP) Holotrichia | 금색굼벵이 *Holotrichia diompharia* Bates 또는 기타 근연곤충 (굼벵이과 Scarabaeidae)의 유충. 비제(蟦蠐), 금구자(金龜子)

조각자(皂角刺)

KP) Gleditsiae Spina | 주엽나무 *Gleditsia japonica* Miq. var. *koraiensis* Nakai 또는 조협(皂莢) *Gleditsia sinensis* Lam. (콩과 Leguminosae)의 가시.

CP) Spina Gleditsiae | 조협(皂莢) *Gleditsia sinensis* Lam. (콩과 豆科)의 가시를 말린 것.

조구등(釣鉤藤)

HP) Uncariae Ramulus et Uncus | 화구등(華鉤藤) *Uncaria sinensis* (Oli.) Havil. 또는 기타 동속 근연식물 (꼭두선이과 Rubiaceae)의 가시가 달린 어린가지. 조등구(釣藤鉤)

CP) 구등(鉤藤) Ramulus Uncariae cum Uncis | 구등(鉤藤) *Uncaria rhynchophylla* (Miq.) Jacks, 대엽구등(大葉鉤藤) *Uncaria macrophylla* Wall., 모구등(毛鉤藤) *Uncaria hirsuta* Havil., 화구등(華鉤藤) *Uncaria sinensis* (Oliv.) Havil. 또는 무병과구등(無柄果鉤藤) *Uncaria sessilifructus* Roxb. (꼭두선이과 茜草科)의 가시가 달린 줄기와 가지를 말린 것.

조협(皂莢)

HP) Gleditsiae Fructus | 주엽나무 *Gleditsia japonica* Miq. var. *koraiensis* Nakai (콩과 Leguminosae)의 열매. 조각(皂角)

CP) 저아조(豬牙皂) Fructus Gleditsiae Abnormalis | 조각자나무(皂莢) *Gleditsia sinensis* Lam. (콩과 豆科)의 덜익은 열매를 말린 것.

종려피(棕櫚皮)

HP) Trachycarpi Petiolus | 종려(棕櫚) *Trachycarpus fortunei* Wendl. 또는 기타 동속식물 (야자과 Palmae)의 엽병(葉柄)이 오래 묵어 이루어진 줄기(假莖)의 겉껍질과 섬유질을 제거한 수피. 종판(棕板), 종골(棕骨), 진종피(陳棕皮)

CP) 종려(棕櫚) Petiolus Trachycarpi | 종려(棕櫚) *Trachycarpus fortunei* (Hook. f.) H. Wendl. (야자과 棕櫚科)의 엽병을 말린 것.

종절풍(腫節風)

CP) Herba Sarcandrae | 초산호(草珊瑚) *Sarcandra glabra* (Thunb.) Nakai (홀아비꽃대과 金栗蘭科)의 전주를 말린 것.

주사(朱砂)

HP) Cinnabaris | 황화광물 진사군 진사로 주로 황화수은으로 구성되어 있음. 정량할 때 황화수은(HgS : 232.66)을 96.0% 이상을 함유. 진사(辰砂)

CP) Cinnabaris | 황화물류(硫化物類) 광물인 진사족(辰砂族) 진사(辰砂)로, 주로 황화수은(HgS).

HP) 주사수비(朱砂水飛) Pulvis Cinnabaris Preparata | 주사를 포제법의 수비법(水飛法)에 따라 가공한 것으로서, 황화수은(HgS)를 98.0% 이상 함유. 수비주사(水飛朱砂)

주사근(朱砂根)

CP) Radix Ardisiae Crenatae | 백량금(朱砂根) *Ardisia crenata* Sims (자금우과 紫金牛科)의 뿌리를 말린 것.

주자삼(珠子參)

CP) Rhizoma Panacis Majoris | 주자삼(珠子參) *Panax japonicus* C. A. Mey. var. *major* (Burk.) C. Y. Wu et K. M. Feng 또는 우엽삼칠(羽葉三七) *Panax japonicus* C. A. Mey. var. *bipinnatifidus* (Seem.) C. Y. Wu et K. M. Feng (두릅나무과 五加科)의 뿌리줄기를 말린 것.

죽력(竹瀝)

HP) Bambusae Caulis in Liquamen | 솜대(淡竹) *Phllostachys nigra* Munro var. *henosis* Stapf (벼과 Gramineae)의 간경(稈莖)을 열화(烈火)로 태울 때 유출되는 즙액.

죽여(竹茹)

HP) Bambusae Caulis in Taeniam | 솜대 *Phllostachys nigra* Munro var. *henosis* Stapf 또는 왕대 *Phllostachys bambusoides* Sieb. et Zucc. (벼과 Gramineae)의 겉껍질을 제거한 중간층.

CP) Caulis Bambusae in Taenia | 척간죽(脊稈竹) *Bambusa tuldoides* Munro, 대두전죽(大頭典竹) *Sinocalamus beecheyanus* (Munro) McClure var. *pubescens* P. F. Li 또는 솜대(淡竹) *Phyllostachys nigra* (Lodd.) Munro var. *henonis* (Mitf.) Stapf ex Rendle (벼과 禾本科)의 줄기속 중간층을 말린 것.

죽절삼(竹節參)

CP) Rhizoma Panacis Japonici | 죽절삼(竹節參) *Panax japonicus* C. A. Mey. (두릅나무과 五加科)의 뿌리줄기를 말린 것.

중루(重樓)

CP) Rhizoma Paridis | 운남중루(雲南重樓) *Paris polyphylla* Sm. var. *yunnanensis* (Franch.) Hand.-Mazz. 또는 질엽일지화(七葉一枝花) *Paris polyphylla* Sm. var. *chinensis* (Franch.) Hara (백합과 百合科)의 뿌리줄기를 말린 것.

지각(枳殼)

HP) Aurantii Fructus Immaturus | 광귤나무 *Citrus aurantium* L., 여름귤나무 *Citrus natsudaidai* Hayata 또는 그 재배변종 (운향과 Rutaceae)의 미숙과일. 지각(只殼)

CP) Fructus Aurantii | 광귤나무(酸橙) *Citrus aurantium* L. 및 그 재배변종 (운향과 芸香科)의 미숙과일을 말린 것.

지골피(地骨皮)

KP) Lycii Cortex | 구기자나무 *Lycium chinense* Mill. 또는 영하구기(寧夏枸杞) *Lycium barbarum* L. (가지과 Solanaceae)의 뿌리껍질.

CP) Cortex Lycii | 구기자나무(枸杞) *Lycium chinense* Mill. 또는 영하구기(寧夏枸杞) *Lycium barbarum* L. (가지과 茄科)의 뿌리껍질을 말린 것.

지구자(枳椇子)

HP) Hoveniae Semen cum Fructus | 헛개나무 *Hovenia dulcis* Thunb. (갈매나무과 Rhamnaceae)의 과병을 가진 열매 또는 씨. 목밀(木密)

지금초(地錦草)

CP) Herba Euphorbiae Humifusae | 땅빈대(地錦) *Euphorbia humifusa* Willd. 또는 큰땅빈대(斑地錦) *Euphorbia maculata* L. (대극과 大戟科)의 전초를 말린 것.

지룡(地龍)

HP) Lumbricus | *Pericaeta communisma* Gate et Hatai, 갈색지렁이 *Allolobophora caliginosa* var. *trapezoides* Anton (낚시지렁이과 Lumbricidae) 및 *Pheretima aspergillum* E. Perrier (지렁이과 Megascolecidae) 또는 기타 동속근연동물의 몸체. 구인(蚯蚓)

CP) Pheretima | 삼환모인(參環毛蚓) *Pheretima aspergillum* (E. Perrier), 통속환모인(通俗環毛蚓) *Pheretima vulgaris* Chen, 위렴환모인(威廉環毛蚓) *Pheretima guillelmi* (Michaelsen) 또는 즐맹환모인(櫛盲環毛蚓) *Pheretima pectinifera* Michaelsen (지렁이과 鉅蚓科)을 말린 것.

지모(知母)

KP) Anemarrhenae Rhizoma | 지모 *Anemarrhena asphodeloides* Bge. (백합과 Liliaceae)의 뿌리줄기.

CP) Rhizoma Anemarrhenae | 지모(知母) *Anemarrhena asphodeloides* Bge. (백합과 百合科)의 뿌리줄기를 말린 것.

지부자(地膚子)

KP) Kochiae Fructus | 댑싸리 *Kochia scoparia* Schrad. (명아주과 Chenopodiaceae)의 잘 익은 열매.

CP) Fructus Kochiae | 댑싸리(地膚) *Kochia scoparia* (L.) Schrad. (명아주과 藜科)의 잘 익은 열매를 말린 것.

지실(枳實)

KP) Ponciri Fructus Immaturus | 탱자나무 *Poncirus trifoliata* Rafinesque (운향과 Rutaceae)의 익지 않은 열매.

CP) Fructus Aurantii Immaturus | 산등(酸橙) *Citrus aurantium* L. 및 그 재배변종 또는 당귤나무(甜橙) *Citrus sinensis* Osbeck (운향과 芸香科)의 익지 않은 열매를 말린 것.

지유(地楡)

HP) Sanguisorbae Radix | 오이풀 *Sanguisorba officinalis* L. 또는 기타 동속 근연식물 (장미과 Rosaceae)의 뿌리. 옥시(玉豉)

CP) Radix Sanguisorbae | 오이풀(地楡) *Sanguisorba officinalis* L. 또는 장엽지유(長葉地楡) *Sanguisorba officinalis* L. var. *longifolia* (Bert.) Yu et Li (장미과 薔薇科)의 뿌리를 말린 것.

HP) 지유초탄(地楡炒炭) Sanguisorbae Radix Carbonisatum | 지유를 포제법의 초탄법(炒炭法)에 따라 가공한 것. 지유탄(地楡炭)

지풍피(地楓皮)

CP) Cortex Illicii | 지풍피(地楓皮) *Illicium difengpi* K. I. B. et K. I. M. (목련과 木蘭科)의 수피를 말린 것.

지황(地黃)

KP) Rehmanniae Radix | 지황 *Rehmannia glutinosa* Libosch. ex Steudel (현삼과 Scrophulariaceae)의 뿌리.

CP) Radix Rehmanniae | 지황(地黃) *Rehmannia glutinosa* Libosch. (현삼과 玄參科)의 신선한 덩이뿌리 또는 그것을 말린 것.

HP) 생지황(生地黃) Rehmanniae Radix Crudus | 지황 *Rehmannia glutinosa* Libschitz var. *purpurea* Makino (현삼과 Scrophulariaceae)의 신선한 뿌리. 생지(生地), 선지황(鮮地黃)

진교(秦艽)

HP) Gentianae Macrophyllae Radix | 큰잎용담 *Gentiana macrophylla* Pall. (용담과 Gentianaceae)의 뿌리.

CP) Radix Gentianae Macrophyllae | 큰잎용담(秦艽) *Gentiana macrophylla* Pall., 마화진교(麻花秦艽) *Gentiana straminea* Maxim., 조경진교(粗莖秦艽) *Gentiana crassicaulis* Duthie ex Burk. 또는 소진교(小秦艽) *Gentiana dahurica* Fisch. (용담과 龍膽科)의 뿌리를 말린 것.

진주(珍珠)

HP) Margaritum | 진주조개 *Pinctada fucada* Gould 또는 기타 근연조개 (진주조개과 Pteridae)의 조갯살에 생긴 구슬(珠). 진주(眞珠)

CP) Margarita | 진주조개(馬氏珍珠貝) *Pteria martensii* (Dunker) (진주조개과 珍珠貝科), 날개조개(三角帆蚌) *Hyriopsis cumingii* (Lea) 또는 귀이빨대칭이(褶紋冠蚌) *Cristaria plicata* (Leach) (석패과 蚌科) 등 부족류(雙殼類) 동물이 상처를 입어 만들어진 구슬.

진주모(珍珠母)

CP) Concha Margaritifera | 날개조개(三角帆蚌) *Hyriopsis cumingii* (Lea), 귀이빨대칭이(褶紋冠蚌) *Cristaria plicata* (Leach) (석패과 蚌科) 또는 진주조개(馬氏珍珠貝) *Pteria martensii* (Dunker) (진주조개과 珍珠貝科)의 패각.

진피(秦皮)

HP) Fraxini Cortex | 물푸레나무 *Fraxinus rhynchophylla* Hance 또는 동속근연식물 (물푸레나무과 Oleaceae)의 가지 또는 줄기의 껍질.

CP) Cortex Fraxini | 물푸레나무(苦櫪白蠟樹) *Fraxinus rhynchophylla* Hance, 백랍수(白蠟樹) *Fraxinus chinensis* Roxb., 첨엽백랍수(尖葉白蠟樹) *Fraxinus szaboana* Lingelsh. 또는 숙주백랍수(宿柱白蠟樹) *Fraxinus stylosa* Lingelsh. (물푸레나무과 木犀科)의 가지 또는 줄기의 껍질.

진피(陳皮)

KP) Citri Unshius Pericarpium | 귤나무 *Citrus unshiu* Markovich 또는 *Citrus reticulata* Blanco (운향과 Rutaceae) 의 잘 익은 열매껍질.

CP) Pericarpium Citri Reticulatae | 귤(橘) *Citrus reticulata* Blanco 및 그 재배변종 (운향과 芸香科)의 잘 익은 열매의 껍질을 말린 것.

  귤홍(橘紅) Exocarpium Citri Rubrum | 귤(橘) *Citrus reticulata* Blanco 및 그 재배변종 (운향과 芸香科)의 열매껍질 외층을 말린 것.

  화귤홍(化橘紅) Exocarpium Citri Grandis | 화주유(化州柚) *Citrus grandis* 'Tomentosa' 또는 당유자나무 (柚) *Citrus grandis* (L.) Osbeck (운향과 芸香科)의 미성숙하거나 거의 잘 익은 열매의 껍질의 외층을 말린 것.

질려자(蒺藜子)

KP) Tribuli Fructus | 남가새 *Tribulus terrestris* L. (남가새과 Zygophyllaceae)의 잘 익은 열매.

CP) 질려(蒺藜) Fructus Tribuli | 남가새(蒺藜) *Tribulus terrestris* L. (남가새과 蒺藜科)의 잘 익은 열매를 말린 것.

차전자(車前子)

KP) Plantaginis Semen | 질경이 *Plantago asiatica* L. 또는 털질경이 *Plantago depressa* Willd. (질경이과 Plantaginaceae)의 잘 익은 씨.

CP) Semen Plantaginis | 질경이(車前) *Plantago asiatica* L. 또는 털질경이(平車前) *Plantago depressa* Willd. (질경이과 車前科)의 잘 익은 씨를 말린 것.

차전초(車前草)

CP) Herba Plantaginis | 질경이(車前) *Plantago asiatica* L. 또는 털질경이(平車前) *Plantago depressa* Willd. (질경이과 車前科)의 전초를 말린 것.

창이자(蒼耳子)

KP) Xanthii Fructus | 도꼬마리 *Xanthium strumarium* L. (국화과 Compositae)의 잘 익은 열매.

CP) Fructus Xanthii | 창이(蒼耳) *Xanthium sibiticum* Patr. (국화과 菊科)의 총포가 달린 잘 익은 열매를 말린 것.

창출(蒼朮)

KP) Atractylodis Rhizoma | 모창출(茅蒼朮) *Atractylodes lancea* DC. 또는 북창출(北蒼朮) *Atractylodes chinensis* Koidz. (국화과 Compositae)의 뿌리줄기.

CP) Rhizoma Atractylodis | 모창출(茅蒼朮) *Atractylodes lancea* (Thunb.) DC. 또는 북창출(北蒼朮) *Atractylodes chinensis* (DC.) Koidz. (국화과 菊科)의 뿌리줄기를 말린 것.

천골(川骨)

HP) Nupharis Rhizoma | 개연꽃 *Nuphar japonicum* DC. 또는 기타 동속식물 (수련과 Nymphaeaceae)의 뿌리줄기. 평봉초(萍蓬草)

천궁(川芎)

KP) Cnidii Rhizoma | 천궁 *Cnidium officinale* Makino 또는 중국천궁(中國川芎) *Ligusticum chuanxiong* Hort. (산형과 Umbelliferae)의 뿌리줄기로서 그대로 또는 끓는 물에 데친 것.

CP) Rhizoma Chuanxiong | 중국천궁(川芎) *Ligusticum chuanxiong* Hort. (산형과 傘形科)의 뿌리줄기를 말린 것.

천규자(天葵子)

CP) Radix Semiaquilegiae | 개구리발톱(天葵) *Semiaquilegia adoxoides* (DC.) Makino (미나리아재비과 毛茛科)의 덩이뿌리를 말린 것.

천남성(天南星)

KP) Arisaematis Rhizoma | 둥근잎천남성 *Arisaema amurense* Maxim., 천남성(天南星) *Arisaema erubescens* Schott 또는 두루미천남성 *Arisaema heterophyllum* Bl. (천남성과 Araceae)의 덩이뿌리로서 주피를 완전히 제거한 것.

CP) Rhizoma Arisaematis | 천남성(天南星) *Arisaema erubescens* (Wall.) Schott, 두루미천남성(異葉天南星) *Arisaema heterophyllum* Bl. 또는 둥근잎천남성(東北天南星) *Arisaema amurense* Maxim. (천남성과 天南星科)의 덩이줄기를 말린 것.

담남성(膽南星) Arisaema cum Bile | 제천남성(制天南星)의 고운 분말과 소, 양 또는 돼지의 담즙을 섞어 가공한 것 또는 생천남성(生天南星)의 고운 분말과 소, 양 또는 돼지의 담즙을 섞어 발효가공한 것.

천년건(千年健)

CP) Rhizoma Homalomenae | 천년건(千年健) *Homalomena occulata* (Lour.) Schott (천남성과 天南星科)의 뿌리줄기를 말린 것.

천련자(川楝子)

HP) Meliae Fructus | 멀구슬나무 *Melia azedarach* L. var. *japonica* Makino (멀구슬나무과 Meliaceae)의 열매. 금령자(金鈴子)

CP) Fructus Toosendan | 천련(川楝) *Melia toosendan* Sieb. et Zucc. (멀구슬나무과 楝科)의 익은 열매를 말린 것.

천마(天麻)

KP) Gastrodiae Rhizoma | 천마 *Gastrodia elata* Bl. (난초과 Orchidaceae)의 덩이줄기.

CP) Rhizoma Gastrodiae | 천마(天麻) *Gastrodia elata* Bl. (난초과 蘭科)의 덩이줄기를 말린 것.

천문동(天門冬)

KP) Asparagi Tuber | 천문동 *Asparagus cochinchinensis* Merr. (백합과 Liliaceae)의 덩이뿌리로서 뜨거운 물로 삶거나 찐 뒤에 겉껍질을 제거하고 말린 것.

CP) 천동(天冬) Radix Asparagi | 천문동(天冬) *Asparagus cochinchinensis* (Lour.) Merr. (백합과 百合科)의 덩이뿌리를 말린 것.

천산갑(穿山甲)

HP) Manitis Squama | 천산갑 *Manis pentadactyla* L. 또는 기타 동속근연동물 (천산갑과 Manidae)의 인갑(鱗甲). 능리갑(鯪鯉甲)

CP) Squama Manis | 천산갑(穿山甲) *Manis pentadoctyla* L. (천산갑과 鯪鯉科)의 인갑.

천산룡(穿山龍)

CP) Rhizoma Dioscoreae Nipponicae | 부채마(穿龍薯蕷) *Dioscorea nipponica* Makino (마과 薯蕷科)의 뿌리줄기를 말린 것.

천산설련(天山雪蓮)

CP) Herba Saussureae Involucratae | 천산설련(天山雪蓮) *Saussurea involucrate* (Kar. et Kir.) Sch. Bip. (국화과 菊科)의 지상부를 말린 것.

천선등(天仙藤)

CP) Herba Aristolochiae | 마두령(馬兜鈴) *Aristolochia debilis* Sieb. et Zucc. 또는 쥐방울(北馬兜鈴) *Aristolochia contorta* Bge. (쥐방울과 馬兜鈴科)의 지상부를 말린 것.

천선자(天仙子)

CP) Semen Hyoscyami | 사리풀(莨菪) *Hyoscyamus niger* L. (가지과 茄科)의 잘 익은 씨를 말린 것.

천심련(穿心蓮)

CP) Herba Andrographis | 천심련(穿心蓮) *Andrographis paniculata* (Burm. f.) Nees (쥐꼬리망초과 爵牀科)의 지상부를 말린 것.

천오(川烏)

HP) Aconiti Tuber | 오두(烏頭) *Aconitum carmichaeli* Debx. (미나리아재비과 Ranunculaceae)의 모근의 덩이뿌리.

CP) Radix Aconiti | 오두(烏頭) *Aconitum carmichaeli* Debx. (미나리아재비과 毛茛科)의 모근을 말린 것.
　　제천오(制川烏) Radix Aconiti Praeparata | 천오(川烏)를 포제가공한 것.

천초근(茜草根)

HP) Rubiae Radix | 꼭두서니 *Rubia akane* Nakai 또는 기타 동속 근연식물 (꼭두선이과 Rubiaceae)의 뿌리. 천초(茜草), 홍천근(紅茜根)

CP) 천초(茜草) Radix et Rhizoma Rubiae | 갈퀴꼭두서니(茜草) *Rubia cordifolia* L. (꼭두선이과 茜草科)의 뿌리와 뿌리줄기를 말린 것.

천축황(天竺黄)

HP) Bambusae Concretio Silicea | 왕대 *Phyllostachys bambusoides* Sieb. et Zucc 또는 기타 동속식물 (벼과 Gramineae)의 마디속에 생긴 덩어리이거나 작은 알맹이. 죽황(竺黄)

CP) Concretio Silicea Bambusae | 청피죽(青皮竹) *Bambusa textilis* McClure 또는 화사로죽(華思勞竹) *Schizostachyum chinense* Rendle 등 (벼과 禾本科)의 줄기 안에 있는 분비액을 건조하여 덩어리 모양으로 만든 것.

청과(青果)

CP) Fructus Canarii | 감람나무(橄欖) *Canarium album* Raeusch. (감람나무과 橄欖科)의 잘 익은 열매를 말린 것.

청대(青黛)

HP) Indigo Pulverata Levis | 쪽 *Persicaria tinctoria* H. Gross 또는 기타 동속 유사식물 (여뀌과 Polygonaceae)의 잎을 발효시켜 얻은 가루.

CP) Indigo Naturalis | 마람(馬藍) *Baphicacanthus cusia* (Nees) Bremek. (쥐꼬리망초과 爵牀科), 쪽(蓼藍) *Polygonum tinctorium* Ait. (여뀌과 蓼科) 또는 대청(菘藍) *Isatis indigotica* Fort. (십자화과 十字花科)의 잎이나 경엽을 가공하여 건조분말이나 덩어리로 만든 것.

청몽석(青礞石)

HP) Chalcocitum | 규산염광물 수운모군(水雲母君) 흑운모(黑雲母) 또는 녹니석군(綠泥石君) 녹니석(綠泥石). 녹니석(綠泥石), 몽석(礞石)

CP) Lapis Chloriti | 변질암류(變質巖類) 암석인 흑운모편암(黑雲母片巖) 또는 녹니석화운모탄산염편암(綠泥石化雲母碳酸鹽片巖).

금몽석(金礞石) Lapis Micae Aureus | 변질암류(變質巖類) 암석인 질석편암(蛭石片巖) 또는 수흑운모편암(水黑雲母片巖).

청상자(青箱子)

HP) Celosiae Semen | 개맨드라미 *Celosia argentea* L. (비름과 Amaranthaceae)의 씨. 계관현(鷄冠莧)

CP) Semen Celosiae | 개맨드라미(青箱) *Celosia argentea* L. (비름과 莧科)의 잘 익은 씨를 말린 것.

청엽담(青葉膽)

CP) Herba Swertiae Mileensis | 청엽담(青葉膽) *Swertia mileensis* T. N. Ho et W. L. Shih (용담과 龍膽科)의

전초를 말린 것.

청피(靑皮)

KP) Citri Unshius Pericarpium Immaturus | 귤나무 *Citrus unshiu* Markovich 또는 *Citrus reticulata* Blanco (운향과 Rutaceae)의 덜 익은 열매껍질.

CP) Pericarpium Citri Reticulatae Viride | 귤(橘) *Citrus reticulata* Blanco 및 그 재배변종 (운향과 芸香科)의 유과 또는 덜 익은 열매의 과피를 말린 것.

청호(靑蒿)

HP) Artemisiae Annuae Herba | 개똥쑥 *Artemisia annua* L. 또는 개사철쑥 *Artemisia apiacea* Hance (국화과 Compositae)의 지상부.

CP) Herba Artemisiae Annuae | 개똥쑥(黃花蒿) *Artemisia annua* L. (국화과 菊科)의 지상부를 말린 것.

초과(草果)

KP) Amomi Tsao-ko Fructus | 초과(草果) *Amomum tsao-ko* Crevost et Lemaire (생강과 Zingiberaceae)의 잘 익은 열매.

CP) Fructus Tsaoko | 초과(草果) *Amomum tsao-ko* Crevost et Lemaire (생강과 薑科)의 잘 익은 열매를 말린 것.

초두구(草豆蔻)

KP) Alpiniae Katsumadaii Semen | 초두구(草豆蔻) *Alpinia katsumadai* Hayata (생강과 Zingiberaceae)의 씨로서 열매껍질을 제거한 것.

CP) Semen Alpiniae Katsumadai | 초두구(草豆蔻) *Alpinia katsumadai* Hayata (생강과 薑科)의 거의 잘 익은 씨를 말린 것.

초오(草烏)

HP) Aconiti Ciliare Tuber | 놋젓가락나물 *Aconitum ciliare* Decne. 또는 기타 동속 근연식물 (미나리아재비과 Ranunculaceae)의 덩이뿌리. 토부자(土附子)

CP) Radix Aconiti Kusnezoffii | 이삭바꽃(北烏頭) *Aconitum kusnezoffii* Reichb. (미나리아재비과 毛莨科)의 덩이뿌리를 말린 것.

HP) 초오제(草烏製) Aconiti Ciliare Tuber Preparata | 초오를 포제법의 자법(煮法) 또는 증법(蒸法)에 따라 가공한 것. 제초오(製草烏)

CP) 제초오(制草烏) Radix Aconiti Kusnezoffii Praeparata | 초오(草烏)를 포제가공한 것.

초오엽(草烏葉)

CP) Folium Aconiti Kusnezoffii | 이삭바꽃(北烏頭) *Aconitum kusnezoffii* Reichb. (미나리아재비과 毛莨科)의 잎을 말린 것.

촉규화(蜀葵花)

HP) Althaeae Flos | 접시꽃 *Althaea rosea* Cavanil (아욱과 Malvaceac)의 꽃. 백촉규화(白蜀葵花)

총백(葱白)

HP) Allii Fistulosi Bulbus | 파 *Allium fistulosum* L. (백합과 Liliaceae)의 신선한 비늘줄기. 파뿌리

충백랍(蟲白蠟)

CP) Cera Chinensis | 쥐똥밀깍지벌레(白蠟蟲) *Ericerus pela* (Chavannes) Guerin (밀깍지벌레과 介殼蟲科)이 백랍수(白蠟樹) *Fraxinus chinensis* Roxb., 당광나무(女貞) *Ligustrum lucidum* Ait. (물푸레나무과 木犀科) 또는 기타 쥐똥나무속(女貞屬) 식물의 가지에 군서(群棲)하면서 분비하는 밀랍을 정제한 것.

충위자(충울자 茺蔚子)

HP) Leonuri Semen | 익모초 *Leonurus sibirieus* L. (꿀풀과 Labiatae)의 씨. 익모초자(益母草子)

CP) Fructus Leonuri | 익모초(益母草) *Leonurus japonicus* Houtt. (꿀풀과 脣形科)의 잘 익은 열매를 말린 것.

측백엽(側柏葉)

HP) Thujae Orientalis Folium | 측백나무 *Thuja orientalis* L. (측백나무과 Curpressaceae)의 어린 가지와 잎. 백엽 (栢葉)

CP) Cacumen Platycladi | 측백(側柏) *Platycladus orientalis* (L.) Franco (측백나무과 柏科)의 가지끝과 잎을 말린 것.

치자(梔子)

KP) Gardeniae Fructus | 치자나무 *Gardenia jasminoides* Ellis (꼭두선이과 Rubiaceae)의 잘 익은 열매로서 그대로 또는 끓는 물에 데치거나 찐 것.

CP) Fructus Gardeniae | 치자나무(梔子) *Gardenia jasminoides* Ellis (꼭두선이과 茜草科)의 잘 익은 열매를 말린 것.

　　초치자(焦梔子) Fructus Gardeniae Praeparatus | 치자(梔子)를 포제가공한 것.

칠피(漆皮)

HP) Rhois Vernicifluae Cortex | 옻나무 *Rhus verniciflua* Stokes (옻나무과 Anacardiaceae)의 껍질. 옻나무껍질

침향(沈香)

HP) Aquilariae Lignum | 침향나무 *Aquilaria agallocha* Roxb. (팥꽃나무과 Thymeleaceae)의 수지가 침착된 수간 목. 침수향(沈水香)

CP) Lignum Aquilariae Resinatum | 백목향(白木香) *Aquilaria sinensis* (Lour.) Gilg (팥꽃나무과 瑞香科)의 수지를 함유한 목재.

콘두란고

KP) Condurango Cortex | 콘두란고나무 *Marsdenia condurango* Reichb. f. (박주가리과 Asclepiadaceae)의 줄기껍 질. [별] 콘두란고 유동엑스

키나

HP) Cinchonae Cortex | 키나나무 *Cinchona succirubra* Pavon et Klotzsch 또는 기타 동속식물 (꼭두선이과 Rubiaceae)의 줄기껍질. 규나피(規那皮)

탈지맥각(脫脂麥角)

HP) Ergota Preparata | 호밀 *Secale cereale* L. (벼과 Gramineae) 또는 기타 벼과 식물의 화저에 맥각균 *Claviceps purpurea* Tulsane (맥각균과 Hypocreaceae)이 기생하여 생긴 균핵을 절단하든가 또는 가루로 하여 탈지, 말린 것.

태자삼(太子參)

CP) Radix Pseudostellariae | 개별꽃(孩兒參) *Pseudostellaria heterophylla* (Miq.) Pax ex Pax et Hoffm. (석죽과 石竹科)의 덩이뿌리를 말린 것.

택란(澤蘭)

KP) Lycopi Herba | 쉽싸리 *Lycopus lucidus* Turcz. (꿀풀과 Labiatae)의 꽃이 피기 전의 지상부.

CP) Herba Lycopi | 쉽싸리(毛葉地瓜兒苗) *Lycopus lucidus* Turcz. var. *hirtus* Regel (꿀풀과 脣形科)의 지상부를 말린 것.

택사(澤瀉)

KP) Alismatis Rhizoma | 질경이택사 *Alisma orientale* Juzep. (택사과 Alismataceae)의 덩이줄기로서 잔뿌리 및 주피를 제거한 것.

CP) Rhizoma Alismatis | 질경이택사(澤瀉) *Alisma orientalis* (Sam.) Juzep. (택사과 澤瀉科)의 덩이줄기를 말린 것.

토근(吐根)

KP) Ipecacuanhae Radix et Rhizoma | 리오토근 *Cephaelis ipecacuanha* A. Richard 또는 카르타게나토근 *Cephaelis acuminata* Karsten (꼭두선이과 Rubiaceae)의 뿌리 및 뿌리줄기.

토복령(土茯苓)

HP) Smilacis Rhizoma | 청미래덩굴 *Smilax china* L. (백합과 Liliaceae)의 줄기뿌리. 산귀래(山歸來)

CP) Rizoma Smilacis Glabrae | 광엽발계(光葉菝葜) *Smilax glabra* Roxb. (백합과 百合科)의 뿌리줄기를 말린 것.

발계(菝葜) Rhizoma Smilacis Chinae | 청미래덩굴(菝葜) *Smilax china* L. (백합과 百合科)의 뿌리줄기를 말린 것.

토사자(菟絲子)

HP) Cuscutae Semen | 갯실새삼 *Cuscuta chinensis* Lam. 또는 기타 동속식물 (메꽃과 Convolvulaceae)의 씨. 금사초(金絲草)

CP) Semen Cuscutae | 갯실새삼(菟絲子) *Cuscuta chinensis* Lam. (메꽃과 旋花科)의 잘 익은 씨를 말린 것.

토형피(土荊皮)

CP) Cortex Pseudolaricis | 금전송(金錢松) *Pseudolarix kaempferi* Gord. (소나무과 松科)의 뿌리껍질이나 뿌리 가까운 줄기껍질을 말린 것.

통초(通草)

HP) Tetrapanacis Medulla | 통탈목 *Tetrapanax papyriferus* K. Koch (두릅나무과 Araliaceae)의 줄기의 수(髓). 통탈목(通脫木)

CP) Fructus Akebiae | 통탈목(通脫木) *Tetrapanax papyriferus* (Hook.) K. Koch (두릅나무과 五加科)의 경수(莖髓)를 말린 것.

트라가칸타

HP) Tragacantha | *Astragalus gummifer* Labillardiere 또는 기타 동속식물 (콩과 Leguminosae)의 줄기에서 얻은 분비물.

파극천(巴戟天)

KP) Morindae Radix | 파극천(巴戟天) *Morinda officinalis* How (꼭두선이과 Rubiaceae)의 뿌리로서 수염뿌리를 제거하고 납작하게 눌러서 말린 것.

CP) Radix Morindae Officinalis | 파극천(巴戟天) *Morinda officinalis* How (꼭두선이과 茜草科)의 뿌리를 말린 것.

HP) **파극천감초자(巴戟天甘草煮)** Morindae Radix Preparatum cum Glycyrrhizae Radix | 파극천을 포제법의 자법(煮法)에 따라감초를 사용하여 가공한 것. 제파극(製巴戟)

파극천염자(巴戟天鹽炙) Morindae Radix Preparata cum Sal | 파극천을 포제법의 염자법(鹽炙法)에 따라 가공한 것. 염파극(鹽巴戟)

파극천주자(巴戟天酒炙) Morindae Radix Preparata cum Vinum | 파극천을 포제법의 주자법(酒炙法)에 따라 가공한 것. 주파극(酒巴戟)

파두(巴豆)

KP) Crotonis Semen | 파두(巴豆) *Croton tiglium* L. (대극과 Euphorbiaceae)의 씨. 씨껍질을 벗겨서 씀.

CP) Fructus Crotonis | 파두(巴豆) *Croton tiglium* L. (대극과 大戟科)의 잘 익은 열매를 말린 것.

파두상(巴豆霜) Semen Crotonis Pulveratum | 파두(巴豆)를 포제가공한 것.

판람근(板藍根)

HP) Isatidis Radix | 대청 *Isatis tinctoria* L. (십자화과 Cruciferae)의 뿌리. 대전(大靛), 전청근(靛靑根)

CP) Radix Isatidis | 대청(菘藍) *Isatis indigotica* Fort. (십자화과 十字花科)의 뿌리를 말린 것.

남판람근(南板藍根) Rhizoma et Radix Baphicacanthis Cusiae | 마람(馬藍) *Baphicacanthus cusia* (Nees) Bremek. (쥐꼬리망초과 爵牀科)의 뿌리줄기와 뿌리를 말린 것.

팔각회향(八角茴香)

KP) Illici Veri Fructus | 팔각회향(八角茴香) *Illicium verum* Hook. f. (붓순나무과 Illiciaceae)의 열매로서 그대로 또는 끓는 물에 데쳐서 말린 것.

CP) Fructus Anisi Stellati | 팔각회향(八角茴香) *Illicium verum* Hook. f. (목련과 木蘭科)의 잘 익은 열매를 말린 것.

패란(佩蘭)

HP) Eupatorii Herba | 벌등골나물 *Eupatorium fortunei* Turcz. (국화과 Compositae)의 지상부.

CP) Herba Eupatorii | 벌등골나물(佩蘭) *Eupatorium fortunei* Turcz. (국화과 菊科)의 지상부를 말린 것.

패모(貝母)

KP) **천패모(川貝母)** Bulbus Fritillariae Cirrhosae | 천패모(川貝母) *Fritillaria cirrhosa* D. Don, 암자패모(暗紫貝母) *Fritillaria unibracteata* Hsiao et K. C. Hsia, 감숙패모(甘肅貝母) *Fritillaria prezewalskii* Maxim. 또는 사사패모(梭砂貝母) *Fritillaria delavayi* Franch. (백합과 Liliaceae)의 비늘줄기. 성상에 따라 송패(松貝) 및 청패(靑貝)로 구분.

절패모(浙貝母) Fritillariae Thunbergii Bulbus | 절패모(浙貝母) *Fritillaria thunbergii* Miq. (백합과 Liliaceae)의 비늘줄기. 크고 심아(芯芽)를 제거한 것을 대패(大貝)라 부르고, 작고 심아를 제거하지 않은 것을 주패(珠貝)라 부르며, 심아를 제거하고 두껍게 쪼갠 것을 절패편(浙貝片)이라 부름.

CP) **천패모(川貝母)** Bulbus Fritillariae Cirrhosae | 천패모(川貝母) *Fritillaria cirrhosa* D. Don, 암자패모(暗紫貝母) *Fritillaria unibracteata* Hsiao et K. C. Hsia, 감숙패모(甘肅貝母) *Fritillaria przewalskii* Maxim. 또는 사사패모(梭砂貝母) *Fritillaria delavayi* Franch. (백합과 百合科)의 비늘줄기를 말린 것.

절패모(浙貝母) Bulbus Fritillariae Thunbergii | 절패모(浙貝母) *Fritillaria thunbergii* Miq. (백합과 百合科)의 비늘줄기를 말린 것.

이패모(伊貝母) Bulbus Fritillariae Pallidiflorae | 신강패모(新疆貝母) *Fritillaria walujewii* Regel 또는 이리패모(伊犁貝母) *Fritillaria pallidiflora* Schrenk (백합과 百合科)의 비늘줄기를 말린 것.

평패모(平貝母) Bulbus Fritillariae Ussuriensis | 패모(平貝母) *Fritillaria ussuriensis* Maxim. (백합과 百合科)의 비늘줄기를 말린 것.

호북패모(湖北貝母) Bulbus Fritillariae Hupehensis | 호북패모(湖北貝母) *Fritillaria hupehensis* Hsiao et K. C. Hsia (백합과 百合科)의 비늘줄기를 말린 것.

토패모(土貝母) Rhizoma Bolbostematis | 토패모(土貝母) *Bolbostemma paniculatum* (Maxim.) Franquet (박과 葫蘆科)의 덩이줄기를 말린 것.

패장(敗醬)

HP) Patriniae Radix | 뚝갈 *Patrinia villosa* Jussieu, 마타리 *Patrinia scabiosaefolia* Fisch. ex Link (마타리과 Valerianaceae)의 뿌리. 녹장근(鹿醬根)

편축(萹蓄)

HP) Polygoni Avicularis Herba | 마디풀 *Polygonum aviculare* L. (여뀌과 Polygonaceae)의 전초. 편죽(萹竹)

CP) Herba Polygoni Avicularis | 마디풀(萹蓄) *Polygonum aviculare* L. (여뀌과 蓼科)의 지상부를 말린 것.

포공영(蒲公英)

HP) Taraxaci Herba | 민들레 *Taraxacum platycarpum* H. Dahlstedt 또는 기타 동속식물 (국화과 Compositae)의 전초. 황화지정(黃花地丁)

CP) Herba Taraxaci | 포공영(蒲公英) *Taraxacum mongolicum* Hand.-Mazz., 좀민들레(碱地蒲公英) *Taraxacum sinicum* Kitag. 또는 동속의 몇몇 식물 (국화과 菊科)의 전초를 말린 것.

포황(蒲黃)

HP) Typhae Pollen | 부들 *Typha orientalis* Presl 또는 기타 동속식물 (부들과 Typhaceae)의 꽃가루. 향포(香蒲)

CP) Pollen Typhae | 애기부들(燭香蒲) *Typha angustifolia* L., 부들(東方香蒲) *Typha orientalis* Presl 또는 동속식물 (부들과 香蒲科)의 화분을 말린 것.

풍향지(楓香脂)

CP) Resina Liquidambaris | 풍향수(楓香樹) *Liquidambar formosana* Hance (조록나무과 金縷梅科)의 수지를 말린 것.

피마자(비마자 萆麻子)

HP) Ricini Semen | 피마자 *Ricinus communis* L. (대극과 Euphorbiaceae)의 씨. 비마자(萆麻子), 비마인(萆麻仁)

CP) 비마자(萆麻子) Semen Ricini | 피마자(萆麻) *Ricinus communis* L. (대극과 大戟科)의 잘 익은 씨를 말린 것.

필발(蓽撥)

HP) Piperis Longi Fructus | 필발(蓽撥) *Piper longum* L. (후추과 Piperaceae)의 덜 익은 열매. 필발(畢撥)

CP) 필발(蓽茇) Fructus Piperis Longi | 필발(蓽茇) *Piper longum* L. (후추과 胡椒科)의 거의 성숙하거나 성숙한 果穗를 말린 것.

필징가(蓽澄茄)

HP) Cubebae Fructus | 산계초(山鷄椒) *Piper cubeba* L. 또는 기타 동속 근연식물 (후추과 Piperaceae)의 덜 익은 열매. 징가(澄茄)

CP) Fructus Litseae | 산계초(山鷄椒) *Litsea cubeba* (Lour.) Pers. (녹나무과 樟科)의 잘 익은 열매를 말린 것.

하고초(夏枯草)

KP) Prunellae Spica | 꿀풀 *Prunella vulgaris* L. var. *lilacina* Nakai 또는 하고초(夏枯草) *Prunella vulgaris* L. (꿀풀과 Labiatae)의 꽃대(花穗).

CP) Spica Prunellae | 하고초(夏枯草) *Prunella vulgaris* L. (꿀풀과 脣形科)의 이삭을 말린 것.

하르파고피툼근

HP) Harpagophyti Radix | *Harpagophytum procumbens* DC. (참깨과 Pedalidaceae)의 뿌리. 악마의 발톱

하수오(何首烏)

KP) Polygoni Multiflori Radix | 하수오 *Polygonum multiflorum* Thunb. (여뀌과 Polygonaceae)의 덩이뿌리.

CP) Radix Polygoni Multiflori | 하수오(何首烏) *Polygonum multiflorum* Thunb. (여뀌과 蓼科)의 덩이뿌리를 말린 것.

제하수오(制何首烏) Radix Polygoni Multiflori Praeparata cum Succo Glycines Sotae | 하수오(何首烏)를 포제가공한 것.

HP) 백수오(白首烏) Cynanchi Wilfordii Radix | 은조롱 *Cynanchum wilfordii* Hemsl. (박주가리과 Asclepiadaceae)의 덩이뿌리.

하엽(荷葉)

HP) Nelumbinis Folium | 연꽃 *Nelumbo nucifera* Gaertn. (수련과 Nymphaeaceae)의 잎. 하엽체(荷葉體)

CP) Folium Nelumbinis | 연꽃(蓮) *Nelumbo nucifera* Gaertn. (수련과 睡蓮科)의 잎을 말린 것.

하천무(夏天無)

CP) Rhizoma Corydalis Decumbentis | 좀현호색(伏生紫菫) *Corydalis decumbens* (Thunb.) Pers. (양귀비과 罌粟科)의 덩이줄기를 말린 것.

학슬(鶴虱)

HP) Carpesii Fructus | 담배풀 *Carpesium abrotanoides* L. (국화과 Compositae)의 열매. 천명정(天名精)

CP) Fructus Carpesii | 담배풀(天名精) *Carpesium abrotanoides* L. (국화과 菊科)의 잘 익은 열매를 말린 것.
남학슬(南鶴虱) Fructus Carotae | 야호라복(野胡蘿蔔) *Daucus carota* L. (산형과 傘形科)의 잘 익은 열매를 말린 것.

한련초(旱蓮草)

HP) Ecliptae Herba | 한련초 *Eclipta prostrata* L. (국화과 Compositae)의 전초. 묵한련(墨旱蓮)

CP) 묵한련(墨旱蓮) Herba Ecliptae | 한련초(鱧腸) *Eclipta prostrata* L. (국화과 菊科)의 지상부를 말린 것.

합개(蛤蚧)

HP) Gecko | 합개 *Gekko gecko* L. (합개과 Gekkonidae)의 내장을 제거한 몸체. 합해(蛤蟹)

CP) Gecko | 합개(蛤蚧) *Gekko gecko* L. (합개과 壁虎科)를 말린 것.

합마유(哈蟆油)

CP) Oviductus Ranae | 중국임와(中國林蛙) *Rana temporaria chensinensis* David (개구리과 蛙科) 암컷의 윤란관을 채취하여 가공말린 것.

합환피(合歡皮)

HP) Albiziae Cortex | 자귀나무 *Albizia julibrissin* Durazz. (콩과 Leguminosae)의 수피(樹皮). 야합피(夜合皮)

CP) Cortex Albiziae | 자귀나무(合歡) *Albizia julibrissin* Durazz. (콩과 豆科)의 수피를 말린 것.

합환화(合歡花)

CP) Flos Albiziae | 자귀나무(合歡) *Albizia julibrissin* Durazz. (콩과 豆科)의 화서를 말린 것.

해구신(海狗腎)

HP) Otariae Testi et Penis | 물개 *Callorhinus ursinus* L. (= *Otaria ursinus* Gray) (물개과 Otariidae)의 음경과 고환을 말린 것. 골눌(骨肭), 해구(海狗)

해금사(海金沙)

HP) Lygodii Spora | 실고사리 *Lygodium japonicum* Sw. (실고사리과 Schizaeaceae)의 포자. 해금사(海金砂)

CP) Spora Lygodii | 실고사리(海金沙) *Lygodium japonicum* (Thunb.) Sw. (실고사리과 海金沙科)의 잘 익은 씨를 말린 것.

해대(海帶)

HP) Zosterae Herba | 거머리말 *Zostera marina* L. (거머리말과 Zosteraceae)의 전초. 해마린(海馬藺)

해동피(海桐皮)

KP) Kalopanacis Cortex | 음나무 *Kalopanax pictus* Nakai (두릅나무과 Araliaceae)의 줄기껍질. 자동피(刺桐皮)

해룡(海龍)

CP) Syngnathus | 조해룡(刁海龍) *Solenognathus hardwickii* (Gray), 의해룡(擬海龍) *Syngnathoides biaculeatus* (Bloch) 또는 첨해룡(尖海龍) *Syngnathus acus* L. (실고기과 海龍科)을 말린 것.

해마(海馬)

HP) Hippocampus | 천문해마 *Hippocampus coronatus* L. (실고기과 Syngnathidae) 등의 동물체. 수마(水馬), 마두어(馬頭魚)

CP) Hippocampus | 선문해마(線紋海馬) *Hippocampus kelloggi* Jordan et Snyder, 자해마(刺海馬) *Hippocampus histrix* Kaup, 복해마(大海馬) *Hippocampus kuda* Bleeker, 삼반해마(三斑海馬) *Hippocampus trimaculatus* Leach 또는 소해마(小海馬)·해저(海蛆) *Hippocampus japonicus* Kaup (실고기과 海龍科)를 말린 것.

해백(薤白)

HP) Allii Macrostemi Bulbus | 산달래 *Allium macrostemon* Bge. 또는 염 *Allium bakeri* Regel (백합과 Liliaceae)의 뿌리줄기. 소근산(小根蒜), 해백두(薤白頭)

CP) Bulbus Allii Macrostemonis | 산달래(小根蒜) *Allium macrostemon* Bge. 또는 해(薤) *Allium chinense* G. Don (백합과 百合科)의 비늘줄기를 말린 것.

해부석(海浮石)

HP) Pumex | 산화광물로 화산에서 분출된 암석이 응고하여 이루어진 구멍이 많은 가벼운 광물. 부석(浮石)

해분(海粉)

HP) Notarchi Leachii Ovum | 군소 *Notarchus leachii freeri* (Griftin) (군소과 Aplysiidae)가 얕은 바닷가에서 실(絲)같이 낳은 알을 긁어모은 덩어리. 홍해분(紅海粉)

해삼(海蔘)

HP) Stichopus | 해삼 *Stichopus japonicus* Selenka 또는 기타 근연동물 (돌기해삼과 Stichopodidae)의 몸체. 자삼(刺參)

해송자(海松子)

HP) Pini Koraiensis Semen | 잣나무 *Pinus koraiensis* Sieb. et Zucc. (소나무과 Pinaceae)의 씨. 송자인(松子仁)

해인초(海人草)

HP) Digenea | 해인초 *Digenea simplex* C. Agardh (해인초과 Rhodomelaceae)의 전조(全藻).

해조(海藻)

HP) Sargassum | 양서채 *Sargassum fusiforme* (Harv.) Setch. 또는 기타 동속 근연식물 (모자반과 Sargassaceae)의 전초. 해호자(海蒿子)

CP) Sargassum | 해호자(海蒿子) *Sargassum pallidum* (Turn.) C. Ag. 또는 양서채(羊棲菜) *Sargassum fusiforme* (Harv.) Setch. (모자반과 馬尾藻科)의 전초를 말린 것.

해표초(해표소 海螵蛸)

HP) Sepiae Os | 갑오징어 *Sepia esculenta* Hoyle 또는 기타 동속동물 (참오징어과 Sepiolidae)의 갑골(甲骨). 오적골(烏賊骨)

CP) Endoconcha Sepiae | 쇠오징어(無針烏賊) *Sepiella maindroni* de Rochebrune 또는 갑오징어(金烏賊) *Sepia esculenta* Hoyle (참오징어과 烏賊科)의 내각을 말린 것.

해풍등(海風藤)

CP) Caulis Piperis Kadsurae | 바람등칡(風藤) *Piper kadsura* (Choisy) Ohwi (후추과 胡椒科)의 덩굴줄기를 말린 것.

행인(杏仁)

KP) Armeniacae Semen | 살구나무 *Prunus armeniaca* L. var. *ansu* Maxim., 개살구나무 *Prunus mandshurica* Koehne var. *glabra* Nakai, 시베리아살구 *Prunus sibirica* L. 또는 아르메니아살구 *Prunus armeniaca* L. (장미과 Rosaceae)의 잘 익은 씨.

CP) 고행인(苦杏仁) Semen Armeniacae Amarum | 살구나무(山杏) *Prunus armeniaca* L. var. *ansu* Maxim., 시베리아살구(西伯利亞杏) *Prunus sibirica* L., 동북행(東北杏) *Prunus mandshurica* (Maxim.) Koehne 또는 아르메니아살구(杏) *Prunus armeniaca* L. (장미과 薔薇科)의 잘 익은 씨를 말린 것.

향가피(香加皮)

CP) Cortex Periplocae | 강류(杠柳) *Periploca sepium* Bge. (박주가리과 蘿藦科)의 뿌리껍질을 말린 것.

향부자(香附子)

KP) Cyperi Rhizoma | 향부자 *Cyperus rotundus* L. (사초과 Cyperaceae)의 뿌리줄기로서 가는 뿌리를 제거한 것.

CP) 향부(香附) Rhizoma Cyperi | 향부자(莎草) *Cyperus rotundus* L. (사초과 莎草科)의 뿌리줄기를 말린 것.

향연(香橼)

CP) Fructus Citri | 구연(枸橼) *Citrus medica* L. 또는 향원(香圓) *Citrus wilsonii* Tanaka (운향과 芸香科)의 잘 익은 열매를 말린 것.

향유(香薷)

HP) Elsholtziae Herba | 향유 *Elsholtzia ciliata* Hylander 또는 기타 동속식물 (꿀풀과 Labiatae)의 꽃필 때의 전초. 향여(香茹)

CP) Herba Moslae | 가는잎산들깨(石香薷) *Mosla chinensis* Maxim. 또는 강향유(江香薷) *Mosla chinensis* 'Jiangxiangru' (꿀풀과 脣形科)의 지상부를 말린 것.

현삼(玄參)

KP) Scrophulariae Radix | 현삼 *Scrophularia buergeriana* Miq. 또는 중국현삼(中國玄參) *Scrophularia ningpoensis* Hemsl. (현삼과 Scrophulariaceae)의 뿌리.

CP) Radix Scrophulariae | 중국현삼(玄參) *Scrophularia ningpoensis* Hemsl. (현삼과 玄參科)의 뿌리를 말린 것.

현초(玄草)

KP) Geranii Herba | 이질풀 *Geranium thunbergii* Sieb. et Zucc. 또는 기타 동속근연식물 (쥐손이풀과 Geraniaceae)의 지상부로서 꽃이 피기 전 또는 꽃이 필 때 채취한 것. 노관초(老鸛草)

CP) 노관초(老鸛草) Herba Erodii, Herba Geranii | 방우아묘(牻牛兒苗) *Erodium stephanianum* Willd., 세잎쥐손이(老鸛草) *Geranium wilfordii* Maxim. 또는 야노관초(野老鸛草) *Geranium carolinianum* L. (쥐손이풀과 牻牛兒苗科)의 지상부를 말린 것.

현호색(玄胡索)

KP) Corydalis Tuber | 들현호색 *Corydalis ternata* Nakai 또는 기타 동속근연식물 (양귀비과 Papaveraceae)의 덩이줄기.

CP) 연호색(延胡索) Rhizoma Corydalis | 연호색(延胡索) *Corydalis yanhusuo* W. T. Wang (양귀비과 罌粟科)의 덩이줄기를 말린 것. 원호(元胡)

혈갈(血竭)

HP) Draconis Sanguis | 기린갈(麒麟竭) *Daemonorops draco* Bl. 또는 기타 동속식물 (야자과 Palmae)의 열매에서 삼출된 수지를 가열 압착하여 만든 덩어리. 기린혈(麒麟血)

CP) Sanguis Draconis | 기린갈(麒麟竭) *Daemonorops draco* Bl. (야자과 棕櫚科)의 과실에서 삼출되는 수지를

가공한 것.

혈여탄(血餘炭)

CP) Crinis Carbonisatus | 사람의 모발을 가공한 탄화물.

형개(荊芥)

KP) Schizonepetae Spica | 형개 *Schizonepeta tenuifolia* Briq. (꿀풀과 Labiatae)의 꽃대(花穗).

CP) Herba Schizonepetae | 형개(荊芥) *Schizonepeta tenuifolia* Briq. (꿀풀과 脣形科)의 지상부를 말린 것.
형개수(荊芥穗) Spica Schizonepetae | 형개(荊芥) *Schizonepeta tenuifolia* Briq. (꿀풀과 脣形科)의 꽃봉오리를 말린 것.

HP) 형개초탄(荊芥炒炭) Schizonepetae Spica Carbonisatum | 형개를 포제법의 초탄법(炒炭法)에 따라 가공한 것. 형개탄(荊芥炭)

CP) 형개탄(荊芥炭) Herba Schizonepetae Carbonisatum | 형개(荊芥)를 포제가공한 것.
형개수탄(荊芥穗炭) Spica Schizonepetae Carbonisata | 형개수(荊芥穗)를 포제가공한 것.

호도(胡桃)

HP) Juglandis Semen | 호두나무 *Juglans sinensis* Dode (가래나무과 Juglandaceae)의 씨. 핵도(核挑)

CP) 핵도인(核桃仁) Semen Juglandis | 호두나무(胡桃) *Juglans regia* L. (가래나무과 胡桃科)의 잘 익은 씨를 말린 것.

호동루(胡桐淚)

HP) Resina Populi | 호양(胡楊) *Populus diversifolia* Schrenk (버드나무과 Salicaceae)의 수지가 땅 속에 오랫동안 묻혀서 이루어진 것. 호동진(胡桐津), 호동감(胡桐鹼)

호로파(胡蘆巴)

HP) Trigonellae Semen | 호로파(胡蘆巴) *Trigonella foenum-graecum* L. (콩과 Leguminosae)의 씨. 호파(胡巴)

CP) Semen Trigonellae | 호로파(胡蘆巴) *Trigonella foenum-graecum* L. (콩과 豆科)의 잘 익은 씨를 말린 것.

호미초(虎尾草)

HP) Embeliae Radix | 호미초 *Embelia parviflora* Wall. (자금우과 Myrsinaceae)의 뿌리. 당귀등(當歸藤)

호박(琥珀)

HP) Succinum | 소나무속 식물 *Pinus* spp. (소나무과 Pinaceae)의 수지가 땅속에서 오랜 세월을 경과하여 화석이 된 것. 홍송지(紅松脂)

호유자(胡荽子)

HP) Coriandri Fructus | 고수 *Coriandrum sativum* L. (산형과 Umbelliferae)의 열매. 향채(香菜)

호이초(虎耳草)

HP) Saxifragae Herba | 바위취 *Saxifraga stolonifera* L. (번의귀과 Saxifragaceae)의 전초. 석하조(石荷草)

호장근(虎杖根)

HP) Polygoni Cuspidati Radix | 호장(虎杖) *Polygonum cuspidatum* Sieb. et Zucc. 또는 기타 동속식물 (여뀌과 Polygonaceae)의 뿌리. 고장(苦杖)

CP) 호장(虎杖) Rhizoma et Radix Polygoni Cuspidati | 호장(虎杖) *Polygonum cuspidatum* Sieb. et Zucc. (여뀌과 蓼科)의 뿌리줄기 및 뿌리를 말린 것.

호황련(胡黃蓮)

HP) Picrorhizae Rhizoma | 호황련 *Picrorhiza kurroa* Benth. (현삼과 Scrophulariae)의 뿌리줄기. 호련(胡蓮)

CP) Rhizoma Picrorhizae | 호황련(胡黃連) *Picrorhiza scrophulariiflora* Pennell (현삼과 玄參科)의 뿌리줄기를 말린 것.

홉

HP) Humuli Strobilus | 홉 *Humulus lupulus* L. (뽕나무과 Moraceae)의 성숙한 구과(毬果). 홀포(忽布)

홍경천(紅景天)

CP) Radix et Rhizoma Rhodiolae Crenulatae | 대화홍경천(大花紅景天) *Rhodiola crenulata* (Hook. f. et Thoms.) H. Ohba (돌나물과 景天科)의 뿌리 및 뿌리줄기를 말린 것.

홍기(紅芪)

CP) Radix Hedysari | 다서암황기(多序巖黃芪) *Hedysarum polybotrys* Hand.-Mazz. (콩과 豆科)의 뿌리를 말린 것.

자홍기(炙紅芪) Radix Hedysari Praeparata cum Melle | 홍기(紅芪)를 포제가공한 것.

홍대극(紅大戟)

CP) Radix Knoxiae | 홍대극(紅大戟) *Knoxia valerianoides* Thorel et Pitard (꼭두선이과 茜草科)의 덩이뿌리를 말린 것.

홍두구(紅豆蔻)

CP) Fructus Galangae | 대고량강(大高良薑) *Alpinia galanga* Willd. (생강과 薑科)의 잘 익은 열매를 말린 것.

홍분(紅粉)

CP) Hydrargyri Oxydum Rubrum | 산화수은(HgO).

홍삼(紅蔘)

KP) Ginseng Radix Rubra | 인삼 *Panax ginseng* C. A. Mey. (두릅나무과 Araliaceae)의 뿌리를 찐 것.

CP) Radix et Rhizoma Ginseng Rubra | 인삼(人參) *Panax ginseng* C. A. Mey. 의 재배품 (두릅나무과 五加科)의 뿌리 및 뿌리줄기를 쪄서 가공하여 말린 것.

홍화(紅花)

KP) Carthami Flos | 잇꽃 *Carthamus tinctorius* L. (국화과 Compositae)의 관상화.

CP) Flos Carthami | 잇꽃(紅花) *Carthamus tinctorius* L. (국화과 菊科)의 꽃을 말린 것.

홍화자(紅花子)

HP) Carthami Tinctorii Fructus | 잇꽃 *Carthamus tinctorius* L. (국화과 Compositae)의 열매.

화산삼(華山參)

CP) Radix Physochlainae | 누두포낭초(漏斗泡囊草) *Physochlaina infundibularis* Kuang (가지과 茄科)의 뿌리를 말린 것.

화예석(花蕊石)

HP) Ophicalcitum | 규산염광물 사문석군(蛇紋石群) 안티고라이트. 주로 방해석과 사문석으로 구성되어 있음. 화유석(花乳石)

CP) Ophicalcitum | 변질암류(變質巖類) 암석인 사문대리암(蛇紋大理巖).

화피(樺皮)

HP) Betulae Cortex | 자작나무 *Betula platyphylla* Suk. var. *japonica* Hara 또는 기타 동속식물 (자작나무과 Betulaceae)의 수피. 화목피(樺木皮)

활석(滑石)

HP) Talcum | 규산염광물 활석족 활석. 주로 규산마그네슘수화물[$Mg_3(Si_4O_{10})(OH)_2$]을 함유.

CP) Talcum | 규산염류(硅酸鹽類) 광물인 활석족(滑石族) 활석(滑石)으로, 주로 함수규산마그네슘[$Mg_3(Si_4O_{10})(OH)_2$].

　　활석분(滑石粉) Pulvis Talci | 활석(滑石)을 정선(精選)하여 불순물을 제거하고 가루내어 말린 것.

황금(黃芩)

KP) Scutellariae Radix | 속썩은풀 *Scutellaria baicalensis* Georgi (꿀풀과 Labiatae)의 뿌리로서 그대로 또는 주피를 제거한 것.

CP) Radix Scutellariae | 속썩은풀(黃芩) *Scutellaria baicalensis* Gerogi (꿀풀과 脣形科)의 뿌리를 말린 것.

황기(黃芪)

KP) Astragali Radix | 황기 *Astragalus membranaceus* Bge. 또는 몽골황기(蒙古黃芪) *Astragalus membranaceus* Bge. var. *mongholicus* Hsiao (콩과 Leguminosae)의 뿌리로서 그대로 또는 주피를 제거한 것.

CP) Radix Astragali | 몽골황기(蒙古黃芪) *Astragalus membranaceus* (Fisch.) Bge. var. *mongholicus* (Bge.) Hsiao 또는 황기(膜莢黃芪) *Astragalus membranaceus* (Fisch.) Bge. (콩과 豆科)의 뿌리를 말린 것.

　　자황기(炙黃芪) Radix Astragali Praeparata cum Melle | 황기(黃芪)를 포제가공한 것.

황등(黃藤)

CP) Caulis Fibraureae | 황등(黃藤) *Fibraurea recisa* Pierre. (새모래덩굴과 防己科)의 덩굴줄기를 말린 것.

황련(黃連)

KP) Coptidis Rhizoma | 황련 *Coptis japonica* Makino, 중국황련(中國黃連) *Coptis chinensis* Franch., 삼각엽황련 (三角葉黃連) *Coptis deltoidea* C. Y. Cheng et Hsiao 또는 운련(雲連) *Coptis teeta* Wall. (미나리아재비과 Ranunculaceae)의 뿌리줄기로서 뿌리를 제거한 것.

CP) Rhizoma Coptidis | 중국황련(黃連) *Coptis chinensis* Franch., 삼각엽황련(三角葉黃連) *Coptis deltoidea* C. Y. Cheng et Hsiao 또는 운련(雲連) *Coptis teeta* Wall. (미나리아재비과 毛茛科)의 뿌리줄기를 말린 것.

HP) 황련주자(黃連酒炙) Coptidis Rhizoma Preparata cum Vinum | 황련을 포제법의 주자법(酒炙法)에 따라 가공한 것. 주황련(酒黃連)

황매목(黃梅木)

HP) Linderae Ramulus | 생강나무 *Lindera obtusiloba* Bl. (녹나무과 Lauraceae)의 싹이 트기 전에 채취한 어린 가지. 단향매(檀香梅)

황백(黃柏)

KP) Phellodendri Cortex | 황벽나무 *Phellodendron amurense* Rupr. 또는 황피수(黃皮樹) *Phellodendron chinense* Schneid. (운향과 Rutaceae)의 줄기껍질로서 주피를 제거한 것.

CP) Cortex Phellodendri Chinensis | 황피수(黃皮樹) *Phellodendron chinense* Schneid. (운향과 芸香科)의 수피를 말린 것.

관황백(關黃柏) Cortex Phellodendri Amurensis | 황벽나무(黃檗) *Phellodendron amurense* Rupr. (운향과 芸香科)의 수피를 말린 것.

HP) 황백염자(黃柏鹽炙) Phellodendri Cortex Preparata cum Sal | 황백을 포제법의 염자법(鹽炙法)에 따라 가공한 것. 염황백(鹽黃柏)

황정(黃精)

KP) Polygonati Rhizoma | 층층갈고리둥굴레 *Polygonatum sibiricum* Red., 진황정 *Polygonatum falcatum* A. Gray, 전황정(滇黃精) *Polygonatum kingianum* Coll. et Hemsl. 또는 다화황정(多花黃精) *Polygonatum cyrtonema* Hua (백합과 Liliaceae)의 뿌리줄기로서 찐 것.

CP) Rhizoma Polygonati | 전황정(滇黃精) *Plygonatum kingianum* Coll. et Hemsl., 층층갈고리둥굴레(黃精) *Polygonatum sibiricum* Red. 또는 다화황정(多花黃精) *Polygonatum cyrtonema* Hua (백합과 百合科)의 뿌리줄기를 말린 것.

황촉규(黃蜀葵)

HP) Hibisci Radix | 닥풀 *Hibiscus manihot* L. (아욱과 Malvaceae)의 뿌리. 촉규근(蜀葵根)

회향(茴香)

KP) Foeniculi Fructus | 회향 *Foeniculum vulgare* Mill. (산형과 Umbelliferae)의 잘 익은 열매.

CP) 소회향(小茴香) Fructus Foeniculi | 회향(茴香) *Foeniculum vulgare* Mill. (산형과 傘形科)의 익은 열매를 말린 것.

후박(厚朴)

KP) Magnoliae Cortex | 일본목련 *Magnolia ovobata* Thunb., 후박(厚朴) *Magnolia officinalis* Rehd. et Wils. 또는 요엽후박(凹葉厚朴) *Magnolia officinalis* Rehd. et Wils. var. *biloba* Rehd. et Wils. (목련과 Magnoliaceae)의 줄기껍질.

CP) Cortex Magnoliae Officinalis | 후박(厚朴) *Magnolia officinalis* Rehd. et Wils. 또는 요엽후박(凹葉厚朴) *Magnolia officinalis* Rehd. et Wils. var. *biloba* Rehd. et Wils. (목련과 木蘭科)의 줄기·뿌리 또는 가지의 껍질을 말린 것.

후박화(厚朴花)

CP) Flos Magnoliae Officinalis | 후박(厚朴) *Magnolia officinalis* Rehd. et Wils. 또는 요엽후박(凹葉厚朴) *Magnolia officinalis* Rehd. et Wils. var. *biloba* Rehd. et Wils. (목련과 木蘭科)의 꽃봉오리를 말린 것.

후추(호초 胡椒)

HP) Piperis Nigri Fructus | 후추(胡椒) *Piper nigrum* L. (후추과 Piperaceae)의 채 익기 전의 열매.

CP) 호초(胡椒) Fructus Piperis | 후추(胡椒) *Piper nigrum* L. (후추과 胡椒科)의 거의 익거나 잘 익은 열매를 말린 것.

훤초근(萱草根)

HP) Hemerocallidis Radix | 원추리 *Hemerocallis fulva* L. 또는 기타 동속 근연식물 (백합과 Liliaceae)의 뿌리 및 뿌리줄기. 황화채근(黃花菜根)

흑두(黑豆)

HP) Glycine Semen Nigra | 콩 *Glycine max* Merr. (콩과 Leguminosae)의 검은 씨. 흑대두(黑大豆), 오두(烏豆)

흑사당(黑砂糖)

HP) Saccharum Nigrum | 사탕수수 *Saccharum sinensis* Roxburg (벼과 Gramineae)의 경즙(莖汁)을 건조시키어 얻은 조결정체로 자당으로서 80% 이상을 함유. 적사당(赤砂糖)

흑종초자(黑種草子)

CP) Semen Nigellae | 유과흑종초(瘤果黑種草) *Nigella glandulifera* Freyn (미나리아재비과 毛茛科)의 잘 익은 씨를 말린 것.

흑지마(黑脂麻)

HP) Sesami Semen | 참깨 *Sesamum indicum* L. (참깨과 Pedalidaceae)의 씨. 흑호마(黑胡麻), 호마(胡麻)

CP) Semen Sesami Nigrum | 참깨(脂麻) *Sesamum indicum* L. (참깨과 脂麻科)의 잘 익은 씨를 말린 것.

희렴(豨薟)

HP) Siegesbeckia Herba | 털진득찰 *Siegesbeckia pubescens* Makino 또는 진득찰 *Siegesbeckia glabrescens* Makino (국화과 Compositae)의 지상부. 희선(豨仙), 희첨

CP) 희렴초(豨薟草) Herba Siegesbeckiae | 희렴(豨薟) *Siegesbeckia orientalis* L. 이나 털진득찰(腺梗豨薟) *Siegesbeckia pubescens* Makino 또는 진득찰(毛梗豨薟) *Siegesbeckia glabrescens* Makino (국화과 菊科)의 지상부를 말린 것.

HP) 희렴주증(豨薟酒蒸) Siegesbeckiae Herba Preparata cum Vinum | 희렴을 포제법의 주증법(酒蒸法)에 따라 가공한 것. 주희렴(酒豨薟)

약명 색인 |

人

일반명 색인 |

학명 색인 |

A

B

C

D

E

L

M

Q·R

S

V

W·X·Z

생약명 색인 |

C

D

E

F

G

H

I·J·K

Q

R

S

T

U·V

X·Z

과별 색인 |

〈식물성〉

〈광물성〉

KP9 CP2005 비교

한약기원정리집

- 초판 인쇄　2008년 1월 30일
- 초판 발행　2008년 1월 30일

- 엮 은 이　최고야
- 펴 낸 이　채종준
- 펴 낸 곳　한국학술정보㈜
　　　　　　경기도 파주시 교하읍 문발리 513-5
　　　　　　파주출판문화정보산업단지
　　　　　　전화　031) 908-3181(대표)·팩스　031) 908-3189
　　　　　　홈페이지　http://www.kstudy.com
　　　　　　e-mail(출판사업부)　publish@kstudy.com
- 등　　록　제일산-115호(2000. 6. 19)
- 가　　격　20,000원

ISBN　978-89-534-8093-3 93510 (Paper Book)
　　　　978-89-534-8094-0 98510 (e-Book)